Mahmoud Kamal

Ultrassom pulmonar na diferenciação entre congestão pulmonar e infeção

Mahmoud Kamal

Ultrassom pulmonar na diferenciação entre congestão pulmonar e infeção

ScienciaScripts

Imprint

Cover image: www.ingimage.com

This book is a translation from the original published under ISBN 978-620-2-30256-2.

Publisher:
Sciencia Scripts
is a trademark of
Dodo Books Indian Ocean Ltd. and OmniScriptum S.R.L publishing group

120 High Road, East Finchley, London, N2 9ED, United Kingdom
Str. Armeneasca 28/1, office 1, Chisinau MD-2012, Republic of Moldova, Europe
Managing Directors: Ieva Konstantinova, Victoria Ursu
info@omniscriptum.com

Printed at: see last page
ISBN: 978-620-8-54321-1

Lista de conteúdos

Lista de abreviaturas

Item	Abbreviation
2-D	2-dimensional
ACC/AHA	The American College of Cardiology/American Heart Association
ADHF	acute decompensated heart failure
AHF	Acute heart failure
ALRI	Acute lower respiratory infections
ARDS	acute respiratory distress syndrome
ARVD	arrhythmic right ventricular dysplasia
ASD	atrial septal defect
BLUE-protocol	Bed side lung ultrasound evaluation protocol
BNP	B-type natriuretic peptide
C/T	cardiothoracic
CBC	Complete blood count
CCHD	Congenital cyanotic heart disease
CHD	Congenital heart disease
CMV	cytomegalovirus
COPD	Chronic Obstructive Pulmonary Disease
DC	direct current cardioversion
DCM	dilated cardiomyopathy
DVT	Deep vein thrombosis

Item	Abbreviation
ECG	electrocardiogram
HBoV	Human bocavirus
HCM	hypertrophic cardiomyopathy
HF	Heart failure
HFSA	The Heart Failure Society of America
IFA	Immunoflourescent assay
IL	Interleukin
LRTI	lower respiratory tract infection
LUS	lung ultrasound
LUS	lung ultrasonography
LV	left ventricular
LVDP	left ventricular diastolic pressure
LVEDP	left ventricular end-diastolic pressure
LVEF	left ventricular ejection fraction
LVNC	left ventricular noncompaction
NE	Norepinephrine
NYHA	The New York Heart Association
PCWP	pulmonary capillary wedge pressure
PDA	patent ductus arteriosus
PLAPS	PosteroLateral Alveolar and/or Pleural Syndrome
PVR	pulmonary vascular resistance

Item	Abbreviation
RCM	restrictive cardiomyopathy
RCTs	randomized controlled trials
RSV	respiratory syncytial virus
SP-B	Surfactant protein-B
SVR	systemic vascular resistance
TSH	Thyroid stimulating hormone
VSD	ventricular septal defect
WBC	white blood cells

Introdução

Nos últimos anos, a ecografia de emergência tem tido um desenvolvimento notável, com base numa mudança de pensamento sobre o papel clínico da ecografia. Entre as muitas aplicações clínicas, a ecografia pulmonar no contexto de emergência tem sido uma das mais ativamente estudadas, uma vez que existe um nível muito elevado de interesse de investigação. Esta ferramenta permite que o médico assistente identifique diferentes causas de insuficiência respiratória aguda à beira do leito. O sucesso prático desta técnica assenta na sua simplicidade e na descoberta do significado de artefactos sonográficos facilmente reconhecíveis. Um dos aspectos mais intrigantes da ecografia pulmonar é a análise de artefactos ecogénicos verticais, denominados linhas B, que resultam de processos que causam espessamento dos septos interlobulares e um aumento da água pulmonar extravascular **(1)**.

Nas últimas duas décadas, a ultrassonografia pulmonar (USL) emergiu como uma ferramenta eficaz na avaliação da dispnéia aguda, permitindo a distinção entre insuficiência cardíaca aguda descompensada e outras causas não cardíacas de dispnéia, particularmente a exacerbação de doença pulmonar obstrutiva. De facto, a LUS tem uma precisão diagnóstica fiável para a insuficiência cardíaca aguda descompensada: um exame de LUS negativo pode excluir uma dispneia cardiogénica, enquanto o diagnóstico de insuficiência cardíaca aguda descompensada é apoiado por uma LUS positiva. Este papel significativo da LUS na avaliação da insuficiência respiratória é potenciado pela sua capacidade de reconhecer outras doenças pulmonares, como o pneumotórax e a consolidação pulmonar **(2)**.

A LUS também tem muitas vantagens em comparação com o exame padrão clássico. Em primeiro lugar, é uma ferramenta rápida, facilmente exequível e não invasiva, realizada por médicos à cabeceira da cama com dispositivos portáteis. Além disso, pode ser facilmente aprendido e a sua interpretação é altamente reprodutível entre operadores. Finalmente, devido à capacidade do LUS de mostrar rapidamente a variação da água extravascular, é uma ajuda preciosa na avaliação da extensão da congestão pulmonar, e pode ser usado, não só no diagnóstico de insuficiência cardíaca aguda descompensada, mas também na monitorização da resposta ao tratamento diurético **(3)**.

A congestão pulmonar é um importante preditor de morbidade e mortalidade na IC **(4)**. É o fator que mais contribui para a hospitalização, mais significativo do que um baixo débito cardíaco **(5)**. Muitas vezes, a congestão não é tratada adequadamente durante a hospitalização; os pacientes apresentam melhora dos sintomas e podem estar livres de congestão clínica, mas apresentam congestão hemodinâmica ou pulmonar persistente **(6)**. A incapacidade de aliviar adequadamente a congestão durante a hospitalização está associada a um aumento da morbidade e mortalidade, enquanto os pacientes que recebem alta sem congestão apresentam melhores resultados **(7)**. A ultrassonografia pulmonar (USL) é uma ferramenta simples, precisa e de fácil utilização pelo paciente para avaliar a congestão pulmonar, através da avaliação das linhas B (anteriormente denominadas cometas pulmonares ultra-sonográficos) **(8)**. As linhas B são o sinal ecográfico da síndrome intersticial pulmonar, representando o edema intersticial pulmonar em doentes com FHA. Muitos estudos demonstraram a sua utilidade no diagnóstico diferencial da dispneia aguda **(9)**.

CAPÍTULO 1

Objetivo do trabalho

> Descrever até que ponto a congestão pulmonar ou a infeção está por detrás dos nossos doentes cardíacos; assim, a ecografia pulmonar permitir-nos-á utilizar antibióticos ou medidas anti-falha quando necessário

> Avaliar a precisão diagnóstica da ultrassonografia pulmonar de cabeceira em pacientes cardíacos pediátricos admitidos na unidade de cardiologia pediátrica com suspeita de pneumonia ou insuficiência cardíaca ou ambas e o diagnóstico final na alta.

> Quanto é que o sonar pulmonar pode mudar a nossa decisão e ajudar-nos a fazer um diagnóstico mais fácil e sem custos.

A doença cardíaca congénita (DCC) pode ser definida como uma malformação anatómica do coração ou dos grandes vasos que ocorre durante o desenvolvimento intrauterino, independentemente da idade de apresentação **(10)**. É o problema congénito mais comum em crianças, representando quase 25% de todas as malformações congénitas **(11)**. A incidência de CHD em diferentes estudos varia de cerca de 4/1000 a 50/1000 nados-vivos **(12)**. A cardiopatia cianótica congénita (CCC) é responsável por 25% de todos os casos de CC **(13)**.

Pensa-se que a etiologia da maioria dos casos de CHD é multifatorial e resulta de uma combinação de predisposição genética e factores ambientais **(14)**. A maioria das causas genéticas de CHD são alterações genéticas esporádicas ou grandes anomalias cromossómicas **(15)**. Os factores ambientais para o desenvolvimento de CHD incluem a doença materna e a exposição a drogas **(16)**. A história familiar positiva é considerada um dos factores de risco mais comuns para a doença coronária **(17)**.

A etiologia

Embora a causa destas doenças seja desconhecida em 80-90% dos casos, a literatura refere que os factores genéticos e ambientais estão implicados na incidência de doenças cardíacas congénitas **(18)**.

Classificações

A ideia de uma Nomenclatura e Base de Dados Internacionais de Cirurgia Cardíaca Congénita foi desenvolvida para resolver a confusão e a controvérsia que se perpetuou com teorias e convenções divergentes relativamente à classificação de defeitos cardíacos congénitos. Publicados em 2000, os Proceedings of the International Nomenclature and Database Conferences for Pediatric Cardiac Surgery estabelecem um sistema de classificação padronizado e apoiado pela comunidade internacional de cirurgiões cardíacos congénitos. Os defeitos cardíacos com shunts que resultam em sobrecirculação pulmonar apresentam frequentemente insuficiência cardíaca congestiva. As lesões mistas com aumento do fluxo sanguíneo pulmonar podem apresentar-se com cianose e são apresentadas numa secção separada. As lesões obstrutivas, tanto do lado direito como do lado esquerdo, podem apresentar-se com compromisso hemodinâmico agudo que requer intervenção urgente ou sem sintomas e com achados físicos mínimos **(19)**.

Classificação funcional das lesões cardíacas congénitas **(19)**.

Cardiopatia congénita acianótica

- **Desvios da esquerda para a direita**
  - Defeitos do septo atrial
  - Defeitos do septo ventricular
  - Defeitos do septo atrioventricular
  - Janela aortopulmonar
  - Ducto arterioso patente
- **Lesões obstrutivas do lado esquerdo**
- Coartação da aorta
- Estenose aórtica congénita
- Arco aórtico interrompido
- Estenose mitral

❖ **Cardiopatia congénita cianótica**

- **Lesões associadas à diminuição do fluxo sanguíneo pulmonar (shunts direita-esquerda)**
  - Tetralogia de Fallot
  - Estenose pulmonar
  - Atresia pulmonar

Com septo ventricular intacto (PA/IVS)

Com defeito do septo ventricular (PA/VSD)

  - Atresia tricúspide
  - Anomalia de Ebstein

- **Lesões associadas ao aumento do fluxo sanguíneo pulmonar (lesões mistas completas)**
- Transposição dos grandes vasos

Com septo ventricular intacto (TGA/IVS, TGA simples)

Com defeito do septo ventricular (TGA/VSD)

- Dupla saída do ventrículo direito (DORV)
- Ligação anómala total das veias pulmonares
- Tronco arterioso
  - **Fisiologia do ventrículo único**
  - Síndrome do coração esquerdo hipoplásico
  - Ventrículo esquerdo de dupla entrada (DILV)

CAPÍTULO 2

Derivação da esquerda para a direita

INTRODUÇÃO

Em condições de shunt esquerdo-direito, o sangue da circulação arterial sistémica mistura-se com o sangue venoso sistémico. Vários factores influenciam a extensão do fluxo através do shunt e os seus efeitos fisiológicos.

FISIOPATOLOGIA

Quando existe uma ligação anormal entre as circulações sistémica e pulmonar, existe a possibilidade de um volume excessivo de sangue fluir da circulação sistémica (lado esquerdo) para a circulação pulmonar (lado direito). Essas conexões incluem defeitos intracardíacos, como defeitos do septo atrial e ventricular, e conexões vasculares, como persistência do canal arterial (PCA) e fístulas arteriovenosas **(20)**.

Tamanho da derivação

A extensão do fluxo extra é avaliada como o rácio entre o fluxo sanguíneo pulmonar medido (Qp) e o fluxo sanguíneo sistémico (Qs). No caso normal, em que não existe qualquer ligação, o rácio Qp:Qs é de 1:1. A derivação esquerda-direita resulta num Qp:Qs >1, enquanto a derivação direita-esquerda resulta num Qp:Qs <1. Por exemplo, um Qp:Qs de 2:1 indica que o fluxo sanguíneo pulmonar é o dobro do fluxo sanguíneo sistémico **(20)**.

O efeito global de um shunt da esquerda para a direita é a recirculação de sangue venoso pulmonar já oxigenado através da vasculatura pulmonar. Este excesso de fluxo sanguíneo pulmonar resulta, direta ou indiretamente, em quase todas as caraterísticas clínicas significativas que caracterizam a insuficiência cardíaca em bebés e crianças **(20)**.

As alterações fisiopatológicas que ocorrem dependem do tamanho do shunt, que é uma medida do excesso de volume do fluxo sanguíneo pulmonar. Os factores que afectam o tamanho do shunt incluem a localização da comunicação anatómica, o seu tamanho, a idade do doente e as resistências relativas ao fluxo sanguíneo em ambos os lados da comunicação **(20)**.

Efeitos pulmonares

A mecânica pulmonar é frequentemente anormal em crianças com grandes shunts da esquerda para a direita e aumento do fluxo sanguíneo pulmonar. Num estudo, por exemplo, o volume corrente e a complacência pulmonar eram menores e a resistência expiratória das vias aéreas era maior em bebés com cardiopatia congénita e shunts esquerdo-direito do que em controlos saudáveis **(21)**. A diminuição da complacência pulmonar pode ser exacerbada em pacientes que também têm pressão arterial pulmonar elevada.

Pensa-se que o mecanismo da mecânica pulmonar anormal se deve ao aumento da água pulmonar extravascular, que parece estar diretamente relacionado com o aumento do Qp. O aumento da água extravascular pulmonar resulta da transudação de fluido sob pressão aumentada através das paredes capilares a taxas superiores às que podem ser acomodadas pela drenagem linfática **(22)**. Se o Qp e a pressão venosa pulmonar estiverem extremamente elevados, a transudação de líquido para os pulmões pode resultar em achados clínicos e radiográficos de edema pulmonar, embora isso seja incomum. As anormalidades da função pulmonar desaparecem após o reparo cirúrgico e normalização do Qp**(23)**.

Ativação neuro-humoral

O sistema nervoso simpático e o sistema renina-angiotensina são altamente activados em doentes com shunts esquerdo-direito **(24)**. Em um relato de crianças com cardiopatia congénita não-cianótica, a concentração plasmática de norepinefrina (NE) foi maior e a densidade de receptores beta-adrenérgicos de linfócitos foi menor naqueles com insuficiência cardíaca do que naqueles sem insuficiência cardíaca; a concentração de epinefrina foi semelhante **(25)**. A extensão do fluxo do shunt esquerda-direita e a pressão sistólica pulmonar estavam diretamente relacionadas com a concentração plasmática de NE e indiretamente relacionadas com a densidade beta-adrenérgica. Noutro estudo com crianças com shunt esquerdo-direito, a concentração de NE e a atividade da renina plasmática foram mais associadas aos sinais clínicos de insuficiência cardíaca, como a taquipneia, do que as medidas hemodinâmicas convencionais do volume do shunt, como o Qp:Qs **(24)**.

A hormona cardíaca peptídeo natriurético do tipo B (BNP), que tem propriedades diuréticas e vasodilatadoras, está aumentada na cardiopatia congénita, bem como numa variedade de outras condições cardíacas. Um estudo que comparou os valores de BNP de um grupo de doentes com doença cardíaca congénita com controlos normais mostrou que os doentes com um shunt esquerdo-direito significativo tinham níveis aumentados de BNP, estando o aumento positivamente correlacionado com o volume do shunt **(26)**.

Efeitos metabólicos

A desnutrição aguda e crónica é comum em crianças com insuficiência cardíaca, ocorrendo em 60% das crianças hospitalizadas com shunts da esquerda para a direita **(27)**. O mecanismo para o crescimento deficiente é incerto, mas parece ser devido a gastos metabólicos elevados associados ao aumento do esforço respiratório e do trabalho do miocárdio, levando à diminuição da ingestão nutricional e/ou aumento do catabolismo. Esta última hipótese é apoiada por medições do aumento do consumo de oxigénio em bebés com grandes shunts esquerda-direita que se tornaram normais após a correção cirúrgica da lesão cardíaca **(28)**.

Hipertensão pulmonar

O aumento do fluxo sanguíneo pulmonar causado pelo shunt esquerda-direita está frequentemente associado à elevação sustentada da pressão arterial pulmonar, por vezes a níveis sistémicos. Isso resulta da incapacidade da microvasculatura pulmonar de sofrer a remodelação normal da parede arteriolar pulmonar que ocorre na primeira infância **(29)**. A hipóxia alveolar ou outros efeitos locais que favorecem a vasoconstrição pulmonar podem exacerbar esse processo. Inicialmente, há um crescimento excessivo da musculatura lisa vascular, bem como proliferação intimal, causando apagamento gradual das arteríolas pulmonares. Essas alterações levam à perda da reatividade normal do leito vascular pulmonar e, em última instância, resultam em hipertensão pulmonar fixa e doença vascular pulmonar irreversível **(29)**.

O aumento da resistência vascular pulmonar resultante pode reduzir a quantidade de shunt da esquerda para a direita e melhorar parcialmente os sinais de insuficiência cardíaca. No entanto, este processo insidioso acaba por resultar em lesão permanente da vasculatura pulmonar **(29)**.

As anormalidades da sinalização vascular local e o comprometimento da função endotelial podem ser importantes na remodelação vascular e no desenvolvimento da hipertensão pulmonar. Este facto é apoiado pela demonstração de uma concentração aumentada de endotelina plasmática, um vasoconstritor pulmonar **(30)**, e de um relaxamento vascular pulmonar dependente do endotélio em doentes com um fluxo sanguíneo pulmonar aumentado devido a shunts da esquerda para a direita **(31)**.

CAPÍTULO 3

MANIFESTAÇÕES CLÍNICAS

Pacientes com aumento do fluxo sangüíneo pulmonar devido a shunt da esquerda para a direita podem ser assintomáticos ou apresentar taquipnéia ou desconforto respiratório. Em geral, os shunts esquerda-direita com fluxo sanguíneo pulmonar (Qp):fluxo sanguíneo sistémico (Qs) >2:1 têm consequências hemodinâmicas significativas.

As manifestações clínicas típicas do desvio da esquerda para a direita incluem **(32)**:

-Taquipneia devido a edema intersticial

-Taquicardia e diaforese devido a um aumento da libertação de catecolaminas - Ganho de peso devido ao aumento das necessidades calóricas e de oxigénio do miocárdio

Os doentes afectados também podem desenvolver hepatomegalia **(32)**.

Os sinais e sintomas mais sensíveis e específicos de insuficiência cardíaca foram um historial de má alimentação (<3,5 onças/alimentação), taquipneia (frequência respiratória >50/min), um galope audível e hepatomegalia **(32)**.

Efeitos respiratórios

O desconforto respiratório é o sinal mais proeminente de insuficiência cardíaca causada por um desvio significativo da esquerda para a direita na infância. A diminuição da complacência pulmonar devido ao aumento da água intersticial nos pulmões resulta num aumento do trabalho respiratório, que se manifesta por taquipneia, alargamento das asas nasais e retracções intercostais. O edema pulmonar franco é incomum. O fluxo sanguíneo pulmonar excessivo também pode resultar no comprometimento das vias aéreas, levando a atelectasia e enfisema. As limitações ventilatórias podem resultar numa alimentação deficiente **(32)**.

Infecções pulmonares

As crianças com grandes shunts esquerdo-direito têm uma maior vulnerabilidade a infecções virais que afectam o trato respiratório inferior, especialmente o vírus sincicial respiratório (VSR). Nestes doentes, a infeção por VSR está associada a um aumento da mortalidade e a uma hospitalização prolongada, em comparação com crianças não afectadas **(33)**.

Fraco crescimento

O aumento do trabalho respiratório combinado com uma ingestão deficiente contribui para um crescimento deficiente nos bebés, mesmo quando a ingestão calórica parece adequada. O crescimento pode ser afetado mesmo quando o shunt é pequeno e os doentes são assintomáticos **(32)**.

Hora da apresentação

Como a resistência vascular pulmonar (RVP) é elevada, ocorre pouca derivação esquerda-direita imediatamente após o nascimento em recém-nascidos de termo, mesmo naqueles com grandes comunicações devido a defeitos do septo ventricular ou persistência do canal arterial (PCA). O shunt geralmente aumenta à medida que a RVP diminui durante as primeiras semanas pós-natais. As manifestações clínicas podem desenvolver-se à medida que o shunting aumenta **(34)**.

Os bebés toleram mal o aumento do volume circulante em comparação com as crianças mais velhas. Isso se deve em parte à sua capacidade limitada de ajustar o volume sistólico em resposta ao aumento das demandas metabólicas **(34)**.

Os sintomas podem ser exacerbados pela anemia porque a capacidade de transporte de oxigénio é reduzida e o débito cardíaco aumenta. Em contrapartida, o aumento da viscosidade associado a uma maior concentração de hemoglobina pode elevar ligeiramente a RVP e diminuir o shunting **(34)**.

Em bebés prematuros, a RVP diminui mais rapidamente e acelera o tempo de desenvolvimento de shunting da esquerda para a direita através de uma PDA. O fluxo excessivo resultante através da circulação pulmonar causa frequentemente edema pulmonar, levando à necessidade de maior suporte ventilatório e a sinais de diminuição da perfusão sistémica **(34)**.

CAPÍTULO 4

CAUSAS DE SHUNTING

A derivação esquerda-direita pode ocorrer devido a comunicações a nível atrial, ventricular e arterial, que geralmente se deve a uma diferença nas resistências de cada circuito, com o sangue a desviar-se preferencialmente de uma circulação de maior resistência para uma de menor resistência. A derivação em cada nível resulta em efeitos fisiopatológicos e clínicos específicos. Os diferentes efeitos resultam de diferenças na resistência a jusante ao fluxo em ambos os lados da comunicação, bem como de diferenças instantâneas nas pressões medidas nas câmaras em ambos os lados da comunicação durante a sístole e a diástole **(34)**.

Exemplos de shunts da esquerda para a direita que ocorrem em cada nível são a comunicação interauricular (CIA, nível auricular), a comunicação interventricular (CIV, nível ventricular) e a persistência do canal arterial (PCA, nível das grandes artérias). Os shunts ocorrem frequentemente em mais do que um nível no mesmo doente. Por exemplo, um bebé pode ter defeitos do septo auricular e ventricular e uma PCA **(34)**.

Outros tipos de shunts da esquerda para a direita não se enquadram claramente nessas categorias, mas seus efeitos fisiológicos mais se assemelham aos shunts de nível atrial. Estes envolvem ligações entre a circulação arterial sistémica e um sistema de menor resistência que não a vasculatura pulmonar. Exemplos são as malformações arteriovenosas hepáticas ou cerebrais e as fístulas arteriovenosas criadas cirurgicamente **(34)**.

FISIOPATOLOGIA DA CONGESTÃO PULMONAR

A congestão pulmonar é definida como a acumulação de líquido nos pulmões, resultando numa troca gasosa deficiente e em hipoxemia arterial. Ocorre sequencialmente, desenvolvendo-se primeiro na região hilar dos pulmões, seguindo-se o preenchimento do espaço intersticial e, finalmente, na sua forma mais grave, a inundação alveolar. A pressão de enchimento elevada do ventrículo esquerdo (VE), que leva à hipertensão venosa pulmonar (aumento da PCWP), é o principal mecanismo subjacente à congestão pulmonar. A elevação da pressão diastólica do VE (PVDL) resulta da sobrecarga de fluidos causada pela retenção de fluidos ou pela redistribuição de fluidos **(35)**. Por outro lado, um aumento rápido da pressão arterial (pós-carga), particularmente em pacientes com disfunção diastólica, pode precipitar congestão pulmonar grave **(36)**. Freqüentemente, a elevação da pressão arterial sistêmica (congestão hemodinâmica) precede a congestão clínica em dias ou até semanas **(37)**.

O edema pulmonar tem sido tradicionalmente classificado em cardiogénico e não cardiogénico. O edema pulmonar cardiogénico ou hidrostático resulta de pressões hidrostáticas capilares pulmonares elevadas que perturbam o equilíbrio de Starling, enquanto a barreira alvéolo-capilar permanece intacta. Pelo contrário, o edema não-cardiogénico ou de alta permeabilidade é caracterizado por lesão da barreira alvéolo-capilar com fuga de fluido rico em proteínas para o interstício e espaços aéreos **(38)**. No entanto, este modelo fisiopatológico de movimento passivo de fluidos, que depende dos gradientes oncótico e hidrostático através da barreira de gases sanguíneos, parece ser uma simplificação excessiva. Estudos baseados no rácio entre a proteína do fluido do edema e a proteína sérica em doentes com edema pulmonar cardiogénico e não cardiogénico demonstraram que, frequentemente, existe uma combinação de elevada pressão hidrostática capilar pulmonar e elevada permeabilidade da barreira alvéolo-capilar, levando a uma sobreposição significativa entre os dois grupos. Se o aumento da pressão hidrostática capilar pulmonar per se fosse responsável pela formação do edema pulmonar, seria de esperar que a concentração proteica do líquido de revestimento alveolar diminuísse devido ao influxo de ultrafiltrado plasmático. Paradoxalmente, ela quase dobra. Portanto, o edema pulmonar hidrostático e o de alta permeabilidade podem representar os extremos no espetro do edema pulmonar **(39)**.

Dois processos fundamentais podem levar à disfunção da barreira alvéolo-capilar na FHA:

a) Lesão mecânica da barreira devido ao aumento das pressões hidrostáticas capilares pulmonares.

b) Lesão pulmonar inflamatória e oxidativa.

PROPRIEDADES FISIOLÓGICAS DA BARREIRA CAPILAR ALVEOLAR

Nas suas partes mais finas, a barreira sangue-gás consiste na camada endotelial capilar, na camada epitelial alveolar e na matriz extracelular, que é constituída pelas membranas basais fundidas das duas camadas celulares **(40)**. A barreira sangue-gás do pulmão humano tem de desempenhar dois papéis contraditórios. Por um lado, tem de ser extremamente fina para promover uma troca eficiente de oxigénio e dióxido de carbono através da difusão passiva. Por outro lado, tem de ser suficientemente forte para superar o stress imposto pela elevada pressão hidrostática capilar. A perda da sua integridade estrutural pode resultar em edema alveolar ou hemorragia. A força da barreira sangue-gás pode ser atribuída ao tipo de colagénio nas membranas basais **(41)**.

DISFUNÇÃO AGUDA E CRÓNICA DA BARREIRA HEMATO-GASOSA NA INSUFICIÊNCIA CARDÍACA

O termo "falha por stress" foi introduzido para descrever a lesão mecânica da barreira alvéolo-capilar resultante de um aumento abrupto da pressão hidrostática capilar pulmonar **(42)**.

Vários modelos experimentais mostraram que o trauma induzido por pressão leva a alterações ultra-estruturais da barreira hemato-gasosa, envolvendo a rutura da camada endotelial capilar pulmonar, bem como da camada epitelial alveolar. O resultado é uma transição progressiva de uma forma de edema pulmonar de baixa permeabilidade para uma forma de edema pulmonar de alta permeabilidade **(43)**. Existem evidências experimentais que sugerem a reversibilidade das alterações ultra-estruturais da barreira hemato-gasosa observadas durante a lesão mecânica aguda **(44)**. Por outro lado, a elevação sustentada da pressão capilar pulmonar leva ao espessamento da barreira alvéolo-capilar devido principalmente à deposição excessiva de colagénio tipo IV. Este processo de remodelação pode ser protetor contra danos adicionais de alta pressão e pode aumentar a resistência do pulmão ao desenvolvimento de edema pulmonar em doentes com IC crónica **(45)**. No entanto, provoca uma diminuição significativa da capacidade de difusão alveolar e prejudica a transferência de gases e a capacidade de exercício. As proteínas específicas do epitélio pulmonar podem atravessar a barreira alvéolo-capilar para a circulação e podem servir como marcadores de danos na barreira em várias condições patológicas **(46)**.

A proteína B do surfactante (SP-B) é a mais pequena das proteínas específicas do surfactante detectáveis na circulação. A SP-B desempenha um papel fundamental na formação e estabilização do surfactante pulmonar e é sintetizada exclusivamente pelas células epiteliais alveolares do tipo II, a partir das quais é segregada através da sua superfície apical para os alvéolos, de tal forma que, em condições normais, é mantido um gradiente de fluido de revestimento epitelial: plasma de >1500:1 **(47)**. No entanto, em caso de danos na barreira, quantidades maiores vazam para a corrente sanguínea. Assim, os níveis circulantes de SP-B aumentam agudamente em resposta à disfunção do VE induzida pelo exercício, provavelmente devido à disfunção da barreira resultante de um aumento agudo das pressões hidrostáticas capilares pulmonares **(48)**. Além disso, um aumento prolongado da SP-B circulante foi relatado após edema pulmonar cardiogénico agudo, sugerindo danos contínuos na barreira nesses pacientes **(49)**. Por fim, os níveis plasmáticos circulantes de SP-B estão relacionados com a difusão de gases alveolares, o desempenho global do exercício e a eficiência da ventilação, o que demonstra uma ligação entre a lesão anatómica e funcional da barreira alvéolo-capilar em doentes com IC **(50)**.

O papel da lesão pulmonar inflamatória e oxidativa no contexto da insuficiência cardíaca aguda

O insulto inflamatório grave ao endotélio capilar pulmonar e ao epitélio alveolar, que leva à disfunção da barreira e à formação de edema pulmonar de alta permeabilidade, desempenha um papel fundamental na fisiopatologia da lesão pulmonar aguda e na sua manifestação mais grave, a síndrome de dificuldade respiratória aguda (SDRA). No entanto, há cada vez mais provas que sugerem que a lesão pulmonar hidrostática no contexto da FHA está relacionada com a inflamação pulmonar **(51)**. O fluido do edema pulmonar na FHA tem concentrações aumentadas de neutrófilos, **(52)** citocinas pró-inflamatórias, **(53)** e biomarcadores de stress oxidativo. Além disso, a disfunção prolongada da barreira hemato-gasosa após edema pulmonar cardiogénico agudo pode estar relacionada com a inflamação do parênquima pulmonar .

A inflamação pulmonar pode fazer parte do mecanismo de reparação após a lesão hidrostática pulmonar. Como já foi referido, a "falha por stress" da barreira hemato-gasosa pode levar a uma transição progressiva de uma forma de baixa permeabilidade para uma forma de alta permeabilidade do edema pulmonar. A limpeza alveolar por macrófagos da proteína precipitada durante a resolução do edema pulmonar pode incitar a atividade inflamatória, incluindo a libertação do fator de necrose tumoral a **(54)**.

Por outro lado, a inflamação pulmonar no contexto da FHA pode ser uma resposta direta ao stress mecânico da microcirculação pulmonar. O endotélio pulmonar pode transduzir o sinal mecânico numa resposta biológica através da indução de várias vias de sinalização intracelular, que podem resultar num aumento da produção de citocinas inflamatórias, ativação de macrófagos, inflamação aguda e disfunção da barreira **(55)**. Entre as várias vias de sinalização induzidas pelo stress mecânico da microcirculação pulmonar, o papel das espécies reactivas de oxigénio tem recebido cada vez mais atenção. O stress oxidativo desempenha um papel importante no comprometimento da barreira hemato-gasosa, quer através de danos oxidativos diretos nos componentes celulares básicos da barreira, quer através da ativação de vias de sinalização sensíveis à redox que conduzem à apoptose e à inflamação.

A lesão pulmonar inflamatória e oxidativa pode desempenhar um papel fisiopatológico significativo na descompensação da IC, danificando ainda mais a barreira alvéolo-capilar e aumentando a sua permeabilidade. Como consequência, o limiar da pressão hidrostática capilar pulmonar para a acumulação de fluido pulmonar diminui. Este parâmetro poderia explicar a vulnerabilidade dos pacientes com AHF a recorrências **(55)**.

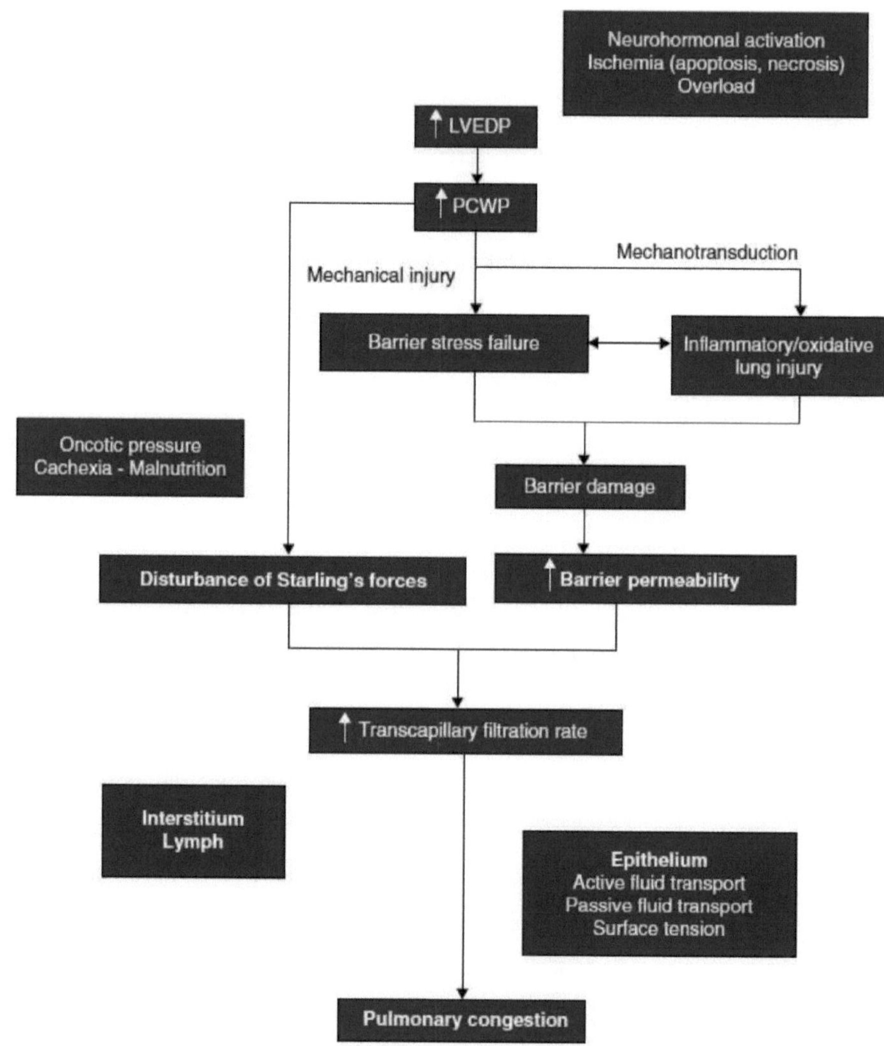

Figura (1) Diagrama mostrando o envolvimento da lesão mecânica, bem como da lesão pulmonar inflamatória e oxidativa na disfunção da barreira alvéolo-capilar e na congestão pulmonar em pacientes com insuficiência cardíaca aguda. PDEV, pressão diastólica final do ventrículo esquerdo; PCWP, pressão capilar pulmonar em cunha.

CAPÍTULO 5

Edema pulmonar

O edema pulmonar é causado por uma perturbação das forças de Starling (pressões hidrostática e oncótica) que determinam o fluxo de água entre os capilares e os alvéolos. As forças hidrostáticas elevadas no interior dos capilares pulmonares aumentam a pressão de condução do fluido que sai do capilar. Esta pressão perturba a integridade da membrana alvéolo-capilar, provocando uma fratura de tensão capilar, visível à microscopia eletrónica. Como resultado, a água começa a acumular-se no interstício e nos alvéolos, causando edema pulmonar. O edema pulmonar torna os alvéolos instáveis e torna os pulmões rígidos (diminui a complacência pulmonar), aumentando assim o trabalho respiratório para manter uma ventilação adequada. Normalmente, há compressão das pequenas vias aéreas intraparenquimatosas por vasos peribrônquicos ingurgitados ou por edema da parede brônquica ou peribrônquica ("cuffing") com sibilância ("asma cardíaca"). O edema pulmonar e as perturbações mecânicas que produz também prejudicam as trocas gasosas, resultando em hipoxemia. O edema pulmonar é uma complicação de muitos tipos de doenças cardiovasculares primárias que podem ser categorizadas conforme indicado na **Tabela 1**. A obstrução da drenagem venosa pulmonar aumenta a pressão capilar e resulta na transudação de líquido. Os estados de doença que levam a um aumento da pressão auricular direita prejudicam a drenagem dos linfáticos pulmonares, resultando na retenção de líquidos e, frequentemente, em derrames pleurais (mais à direita do que à esquerda). Os shunts da esquerda para a direita aumentam o fluxo sanguíneo pulmonar, levando à retenção de água nos pulmões **(56)**.

Table (1) **Cardiovascular Diseases leading to Pulmonary Oedema**
1. <u>Pulmonary venous hypertension due to:</u>
- Pulmonary veno-occlusive disease or

pulmonary vein stenosis - Cor triatriatum - Supra mitral ring - Left ventricular dysfunction - Transposition of the great arteries or hypoplastic left heart with intact atrial septum 2. <u>Decreased lymphatic flow:</u> - Lymphangiectasia - Superior venacaval syndrome - Single ventricle physiology - Tricuspid valve stenosis - Failing or stiff right ventricle - Right ventricular outflow tract obstruction 3. <u>Left-to-right heart shunts including:</u> - VSD - ASD - PDA - Partial anomalous pulmonary venous connection - Systemic arteriovenous malformations - Aorto-pulmonary connections including surgical shunts

O edema pulmonar cardiogénico é uma causa comum e potencialmente fatal de dificuldade respiratória aguda. O edema pulmonar cardiogénico resulta mais frequentemente de insuficiência cardíaca aguda descompensada (ADHF). A apresentação clínica é caracterizada pelo desenvolvimento de dispneia associada à rápida acumulação de fluido nos espaços intersticiais e/ou alveolares do pulmão, que é o resultado de pressões de enchimento cardíaco agudamente elevadas **(57)**.

A insuficiência cardíaca aguda é mais frequentemente causada por disfunção sistólica ou diastólica do ventrículo esquerdo, com ou sem patologia cardíaca adicional, como doença arterial coronária ou anomalias valvulares. No entanto, uma variedade de condições ou eventos podem causar edema pulmonar cardiogénico na ausência de doença cardíaca, incluindo sobrecarga primária de fluidos (por exemplo, devido a transfusão de sangue), hipertensão grave, estenose da artéria renal e doença renal grave **(57)**.

O edema pulmonar não-cardiogénico é uma síndrome clínica distinta associada ao preenchimento difuso dos espaços alveolares na ausência de pressão capilar pulmonar elevada **(57)**. A história clínica, o exame físico, a ecocardiografia, a análise laboratorial e, em alguns casos, a medição direta da pressão capilar pulmonar em cunha podem ser utilizados para distinguir o edema pulmonar cardiogénico do não cardiogénico, bem como de outras causas de dificuldade respiratória aguda.

O edema pulmonar "flash" é um termo utilizado para descrever uma forma particularmente dramática de edema pulmonar alveolar cardiogénico. No edema pulmonar "flash", os princípios fisiopatológicos subjacentes, os factores etiológicos desencadeantes e as estratégias iniciais de tratamento são semelhantes aos da FAD menos grave, embora haja um maior grau de urgência na implementação das terapêuticas iniciais e na procura de causas desencadeantes **(57)**.

FISIOPATOLOGIA

O edema pulmonar cardiogénico é caracterizado pelo aumento da transudação de fluido pobre em proteínas para o interstício pulmonar e espaços alveolares. O principal fator etiológico é um aumento rápido e agudo das pressões de enchimento do ventrículo esquerdo e da pressão auricular esquerda **(57)**.

Transudação de fluidos

A transudação de fluidos é mediada por um aumento da pressão capilar pulmonar que resulta de um aumento da pressão venosa pulmonar e da pressão auricular esquerda. Isto ocorre na ausência de uma alteração primária na permeabilidade ou integridade das camadas endotelial e epitelial dos capilares pulmonares. O resultado líquido é a filtração de líquido pobre em proteínas através do endotélio pulmonar para o interstício pulmonar e espaços alveolares, levando à diminuição da capacidade de difusão, hipóxia e falta de ar **(58)**.

Nos microvasos normais, há uma filtração contínua de uma pequena quantidade de líquido proteico. No edema pulmonar cardiogénico, o aumento da filtração transcapilar é geralmente atribuído à elevação da pressão capilar pulmonar, embora a permeabilidade da parede capilar também possa ser afetada **(58)**.

Os mecanismos compensatórios, nomeadamente a ativação do sistema renina-angiotensina e do sistema nervoso simpático, resultam em taquicardia e numa elevação da resistência vascular sistémica (RVS) que pode ser deletéria neste contexto:

> A taquicardia, que encurta a duração da diástole, prejudica a capacidade de enchimento do ventrículo esquerdo.

> Uma RVS elevada, com ou sem aumento da dimensão da câmara ventricular esquerda, aumenta a pós-carga ventricular esquerda (tensão da parede), aumentando a necessidade de oxigénio do miocárdio.

Essas alterações podem levar a um aumento adicional na pressão diastólica final do ventrículo esquerdo e maior formação de edema. Na medida em que o edema pulmonar resulta em hipóxia, pode haver uma piora adicional da função miocárdica **(58)**.

Falha de tensão capilar pulmonar

Embora o edema pulmonar cardiogénico seja geralmente atribuído à transudação de fluido com baixo teor de proteínas em resposta a uma pressão capilar pulmonar elevada, estudos experimentais demonstraram que uma elevação grave da pressão capilar pulmonar pode levar a um aumento da permeabilidade da parede capilar e, eventualmente, a uma falha de tensão da barreira sangue-gás na camada endotelial capilar e/ou epitelial alveolar **(59)**. A falha por stress dos capilares pulmonares manifesta-se como edema de alta permeabilidade e/ou hemorragia alveolar . A falha por stress dos capilares pulmonares pode ocorrer em alguns doentes com edema pulmonar rápido com aumentos abruptos e graves da pressão capilar pulmonar **(60)**.

Papel dos linfáticos

A taxa de acumulação de líquido pulmonar numa dada elevação da pressão capilar pulmonar está relacionada com a capacidade funcional dos vasos linfáticos para remover o excesso de líquido, que varia de doente para doente e com a duração da doença **(61)**. Com aumentos agudos da pressão capilar pulmonar, os linfáticos pulmonares não conseguem aumentar rapidamente a taxa de remoção de líquido; como resultado, o edema pulmonar ocorre com pressões capilares pulmonares tão baixas como 18 mmHg. Em contraste, os doentes com insuficiência cardíaca crónica, nos quais a pressão capilar pulmonar é persistentemente elevada, têm uma capacidade linfática aumentada e não desenvolvem edema pulmonar até que sejam atingidas pressões capilares pulmonares significativamente mais elevadas **(61)**.

Table (2) Radiological Features That May Help Differentiate Cardiogenic From Noncardiogenic Pulmonary Edema

RADIOGRAPHIC FEATURE	CARDIOGENIC EDEMA	NONCARDIOGENIC EDEMA
Heart size	Normal or greater than normal	Usually normal
Width of the vascular pedicle*	Normal or greater than normal	Usually normal or less than normal
Vascular distribution	Balanced or inverted	Normal or balanced
Distribution of edema	Even or central	Patchy or peripheral
Pleural effusions	Present	Not usually present
Peribronchial cuffing	Present	Not usually present
Septal lines	Present	Not usually present
Air bronchograms	Not usually present	Usually present

Table (3) Etiology Of Pulmonary Edema
INCREASED PULMONARY CAPILLARY PRESSURE
Cardiogenic, such as left ventricular failure
Noncardiogenic, as in pulmonary venoocclusive disease, pulmonary venous fibrosis, mediastinal tumors
INCREASED CAPILLARY PERMEABILITY
Bacterial and viral pneumonia
Acute respiratory distress syndrome
Inhaled toxic agents
Circulating toxins
Vasoactive substances such as histamine, leukotrienes, thromboxanes
Diffuse capillary leak syndrome, as in sepsis
Immunologic reactions, such as transfusion reactions
Smoke inhalation
Aspiration pneumonia/pneumonitis
Drowning and near drowning
Radiation pneumonia
Uremia
LYMPHATIC INSUFFICIENCY
Congenital and acquired
DECREASED ONCOTIC PRESSURE
Hypoalbuminemia, as in renal and hepatic diseases, protein-losing states, and malnutrition
INCREASED NEGATIVE INTERSTITIAL PRESSURE
Upper airway obstructive lesions, such as croup and epiglottitis
Reexpansion pulmonary edema
MIXED OR UNKNOWN CAUSES
Neurogenic pulmonary edema
High-altitude pulmonary edema
Eclampsia
Pancreatitis
Pulmonary embolism
Heroin (narcotic) pulmonary edema

Introdução

A insuficiência cardíaca ocorre quando o coração não consegue fornecer um débito cardíaco adequado para satisfazer as necessidades metabólicas do organismo. Nas fases iniciais da insuficiência cardíaca, são activados vários mecanismos compensatórios para manter a função metabólica normal. Quando estes mecanismos se tornam ineficazes, surgem manifestações clínicas cada vez mais graves **(63)**.

CAPÍTULO 6

FISIOPATOLOGIA

O coração pode ser visto como uma bomba com um débito proporcional ao seu volume de enchimento e inversamente proporcional à resistência contra a qual bombeia. À medida que o volume diastólico final do ventrículo aumenta, um coração saudável aumenta o débito cardíaco até atingir um máximo e o débito cardíaco deixar de poder ser aumentado. (O princípio de Frank-Starling). O aumento do volume sistólico obtido desta forma resulta do estiramento das fibras do miocárdio, mas também resulta num aumento da tensão da parede, o que eleva o consumo de oxigénio pelo miocárdio. Os corações que trabalham sob vários tipos de stress funcionam segundo diferentes curvas de Frank-Starling. O músculo cardíaco com contratilidade intrínseca comprometida necessita de um maior grau de dilatação para produzir um aumento do volume sistólico e não atinge a mesma frequência cardíaca máxima e a contratilidade miocárdica, mediada pela ação destas hormonas nos receptores β-adrenérgicos cardíacos, aumenta o débito cardíaco. Estas hormonas também causam vasoconstrição, mediada pela sua ação nos receptores α-adrenérgicos arteriais periféricos. Alguns leitos vasculares podem contrair-se mais rapidamente do que outros, de modo que o fluxo sanguíneo é redistribuído dos leitos cutâneo, visceral e renal para o coração e o cérebro. Embora estes efeitos agudos sejam benéficos, a estimulação simpática cronicamente aumentada pode ter efeitos deletérios, incluindo hipermetabolismo, aumento da pós-carga, arritmogénese e aumento das necessidades de oxigénio do miocárdio. A vasoconstrição periférica pode resultar na diminuição da função renal, hepática e do trato gastrointestinal. A exposição crónica às catecolaminas circulantes leva a uma diminuição do número de receptores β adrenérgicos cardíacos (down regulation) e também causa danos diretos nas células do miocárdio. Assim, os agentes terapêuticos para a insuficiência cardíaca são direcionados para o restabelecimento do equilíbrio a estes sistemas neuroendócrinos **(63)**.

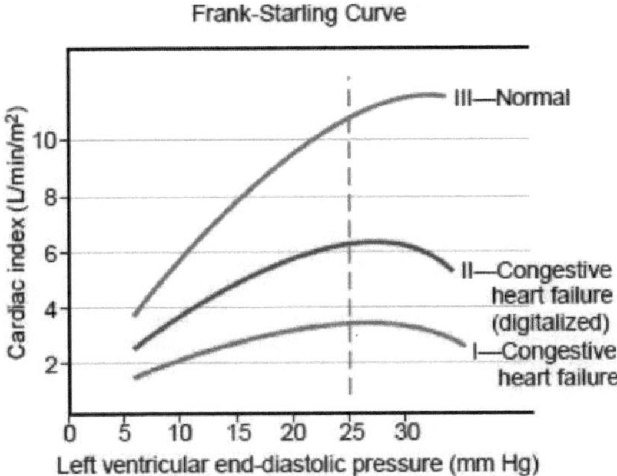

Figura(2) A relação Frank-Starling. À medida que a pressão diastólica final do ventrículo esquerdo (DDFVE) aumenta, o índice cardíaco aumenta, mesmo na presença de insuficiência cardíaca congestiva, até se atingir um nível crítico de pressão DDFVE. A adição de um agente inotrópico (digoxina) desloca a curva de I para II.

Ao avaliar os doentes com insuficiência cardíaca, o médico deve perguntar sobre as seguintes comorbilidades e/ou factores de risco **(64)**'

- Doença cardíaca valvular, doença cardíaca familiar
- Hipertensão
- Diabetes
- Dislipidemia
- Doença vascular coronária/periférica
- Distúrbios respiratórios do sono
- Doença vascular do colagénio, febre reumática
- Feocromocitoma
- Doenças da tiroide
- História de quimioterapia/radiação no tórax

A Heart Failure Society of America (HFSA) também tem as seguintes recomendações para a avaliação genética da cardiomiopatia **(65)**:

- Para todos os doentes com cardiomiopatia, recolher uma história familiar pormenorizada de, pelo menos, 3 gerações (cardiomiopatia hipertrófica [CMH], cardiomiopatia dilatada [CMD], displasia arrítmica do ventrículo direito [DAVD], não-compactação do ventrículo esquerdo [NVE], cardiomiopatia restritiva [CMR] e cardiomiopatias associadas a manifestações extra-cardíacas)
- Avaliar cuidadosamente a história clínica do doente, bem como a dos familiares de primeiro grau assintomáticos, com especial atenção para os sintomas de insuficiência cardíaca, arritmias, pré-síncope e síncope
- Rastreio de cardiomiopatias em familiares de primeiro grau assintomáticos (CMH, CMD, DAVD, NCIVE, MCR e cardiomiopatias associadas a manifestações extra-cardíacas)
- Rastreio periódico da cardiomiopatia em familiares assintomáticos em risco que se sabe serem portadores da(s) mutação(ões) causadora(s) da doença.
- Rastreio da cardiomiopatia em familiares de primeiro grau assintomáticos e em risco que não tenham sido submetidos a testes genéticos ou nos quais não tenha sido identificada uma mutação causadora da doença

Devido à complexidade da avaliação genética, dos testes e do aconselhamento de doentes com cardiomiopatia, recomenda-se que os doentes sejam encaminhados para centros com experiência nestas matérias e na gestão familiar **(65)**.

A classificação de insuficiência cardíaca da New York Heart Association (NYHA) é amplamente utilizada na prática e em estudos clínicos para quantificar a avaliação clínica da insuficiência cardíaca. A falta de ar, um sintoma cardinal da insuficiência ventricular esquerda, pode manifestar-se com uma gravidade progressivamente crescente da seguinte forma **(66)**:

- Dispneia de esforço
- Ortopneia

- Dispneia paroxística nocturna
- Dispneia em repouso
- Edema pulmonar agudo

Outros sintomas cardíacos de insuficiência cardíaca incluem dor/pressão no peito e palpitações. Os sinais e sintomas não cardíacos comuns da insuficiência cardíaca incluem anorexia, náuseas, perda de peso, inchaço, fadiga, fraqueza, oligúria e sintomas cerebrais de gravidade variável, desde ansiedade a perturbações da memória e confusão. Os resultados do Framingham Heart Study sugerem que a disfunção cardíaca subclínica e as comorbilidades não cardíacas estão associadas a um aumento da incidência de insuficiência cardíaca, apoiando a ideia de que a insuficiência cardíaca é uma síndrome progressiva e que os factores não cardíacos são extremamente importantes **(66)**.

Cardiomiopatia

A causa mais comum de IC em crianças com um coração estruturalmente normal é a cardiomiopatia. Com base em dados de grandes estudos de registo, a incidência estimada de cardiomiopatia pediátrica é de aproximadamente 1 caso por 100.000 crianças por ano **(67)**. A cardiomiopatia dilatada representa 50 a 60 por cento dos casos, a cardiomiopatia hipertrófica representa 25 a 40 por cento, a não-compactação do ventrículo esquerdo representa 9 por cento, a cardiomiopatia restritiva ou outros tipos de cardiomiopatia representa aproximadamente 3 por cento.

Sintomas

Os sintomas da FH variam consoante a idade do doente, da seguinte forma:

- **Lactentes** - Os sintomas mais comuns são taquipneia e diaforese durante as mamadas, fadiga fácil, irritabilidade, diminuição do volume das mamadas e fraco aumento de peso.
- **Crianças** pequenas - Nas crianças pequenas, os sintomas podem incluir

sintomas gastrointestinais (dores abdominais, náuseas, vómitos e falta de apetite), atraso no crescimento, fadiga fácil e tosse recorrente ou crónica com pieira. Estes sintomas podem ser confundidos com doenças comuns da infância, como gastroenterite, refluxo, asma ou mesmo problemas comportamentais.

- **Crianças mais velhas** - As crianças mais velhas podem apresentar intolerância ao exercício, anorexia, dor abdominal, pieira, dispneia, edema, palpitações, dor torácica ou síncope **(68)**.

Exame físico

Os achados físicos variam consoante o débito cardíaco, o grau de sobrecarga de volume e a congestão pulmonar e/ou a congestão venosa sistémica.

- **Taquicardia** - A taquicardia é uma resposta à diminuição do débito cardíaco em doentes com contratilidade miocárdica deprimida. A taquicardia é definida como a presença de um valor de frequência cardíaca superior ao esperado para a idade.
- Má **perfusão** - A má perfusão resultante da diminuição do débito cardíaco manifesta-se por extremidades frias e mosqueadas, diminuição do enchimento capilar, diminuição dos pulsos periféricos e diminuição da pressão arterial sistémica.
- **Ritmo de galope** - Um galope S3 pode estar presente em crianças com débito cardíaco diminuído ou sobrecarga de volume **(68)**.

- **Achados pulmonares** - A congestão pulmonar manifesta-se principalmente por alterações do estado respiratório.

  -A taquipneia é o achado mais comum da congestão pulmonar. A frequência respiratória normal varia com a idade.

  -Outros sinais de dificuldade respiratória observados em doentes com insuficiência cardíaca incluem retracções, utilização de músculos respiratórios acessórios e, em bebés, grunhidos com dilatação nasal.

-Os achados respiratórios, incluindo pieira e estertores, são mais frequentes em crianças mais velhas do que em bebés **(68)**.

Congestão sistémica - A congestão sistémica pode manifestar-se por

-A hepatomegalia é o achado mais comum de congestão venosa sistémica. Outros achados podem incluir distensão venosa jugular (geralmente não observada em bebés e crianças pequenas) e edema periférico **(68)**.

-Outros achados - Outros achados podem sugerir uma etiologia subjacente à IC, como demonstrado pelos exemplos a seguir:

-Pressão arterial elevada limitada às extremidades superiores e/ou pulsos fracos nas extremidades inferiores são sugestivos de coartação da aorta

-A presença de um sopro sistólico pode ser observada em doentes com obstrução ao fluxo de saída na cardiomiopatia hipertrófica ou estenose aórtica, defeitos cardíacos congénitos com desvio da esquerda para a direita (por exemplo, defeitos do septo ventricular) ou regurgitação mitral **(68)**.

-O exame pré-cordial pode revelar uma "emoção" em pacientes com lesões de shunt, enquanto que aqueles com uma cardiomiopatia de longa data podem ter um "salto" com um ponto de impulso máximo deslocado lateralmente **(68)**.

Diagnóstico

Critérios, classificação e estadiamento da insuficiência cardíaca Os critérios de Framingham para o diagnóstico de insuficiência cardíaca consistem na presença simultânea de 2 critérios major ou de 1 critério major e 2 critérios minor **(69)**.
Os principais critérios incluem o seguinte:

- Dispneia paroxística nocturna
- Perda de peso de 4,5 kg em 5 dias em resposta ao tratamento
- Distensão das veias do pescoço
- Balanças
- Edema pulmonar agudo

- Refluxo hepatojugular
- S_3 galope
- Pressão venosa central superior a 16 cm de água
- Tempo de circulação de 25 segundos
- Cardiomegalia radiográfica
- Edema pulmonar, congestão visceral ou cardiomegalia na autópsia

Os critérios menores são os seguintes:

- Tosse nocturna
- Dispneia aos esforços normais
- Uma diminuição da capacidade vital de um terço do valor máximo registado
- Derrame pleural
- Taquicardia (frequência de 120 bpm)
- Edema bilateral do tornozelo

O sistema de classificação da New York Heart Association (NYHA) classifica a insuficiência cardíaca numa escala de l a IV, **(70)** da seguinte forma:

- Classe I: Sem limitação da atividade física
- Classe II: Ligeira limitação da atividade física
- Classe III: Limitação acentuada da atividade física
- Classe IV: Os sintomas ocorrem mesmo em repouso; desconforto com qualquer atividade física O sistema de estadiamento do American College of Cardiology/American Heart Association (ACC/AHA) é definido pelos seguintes 4 estádios **(64)**:

- Fase A: Risco elevado de insuficiência cardíaca, mas sem doença cardíaca estrutural ou sintomas de insuficiência cardíaca
- Estádio B: Doença cardíaca estrutural mas sem sintomas de insuficiência cardíaca
- Fase C: Doença cardíaca estrutural e sintomas de insuficiência cardíaca
- Estágio D: Insuficiência cardíaca refractária que requer intervenções especializadas

Ensaios

Os seguintes exames podem ser úteis na avaliação inicial da suspeita de insuficiência cardíaca **(65)**:

- Hemograma completo (CBC)
- Exame de urina
- Níveis de electrólitos
- Estudos da função renal e hepática
- Níveis de glucose no sangue em jejum
- Perfil lipídico
- Níveis da hormona estimulante da tiroide (TSH)
- Níveis de péptido natriurético do tipo B
- N-terminal do péptido natriurético do tipo B
- Eletrocardiografia
- Radiografia do tórax
- Ecocardiografia bidimensional (2-D)
- Imagiologia nuclear **(71)**
- Teste de exercício máximo
- Oximetria de pulso ou gasometria arterial

Introdução

As infecções respiratórias agudas inferiores (IRAB) são definidas como as infecções que afectam as vias respiratórias abaixo da epiglote (de acordo com a Classificação

Estatística Internacional de Doenças e Problemas Relacionados com a Saúde; décima revisão: edição de 2010). Estas incluem manifestações agudas de laringite, traqueíte, bronquite, bronquiolite, infecções pulmonares, qualquer combinação destas, ou qualquer uma destas juntamente com infecções respiratórias superiores, incluindo a gripe.

Patogénese

No cenário típico, a pneumonia segue-se a uma doença do trato respiratório superior que permite a invasão do trato respiratório inferior por bactérias, vírus ou outros agentes patogénicos que desencadeiam a resposta imunitária e produzem inflamação **(72)**. Os espaços aéreos do trato respiratório inferior enchem-se de glóbulos brancos (WBC), fluido e detritos celulares. Este processo reduz a complacência pulmonar, aumenta a resistência, obstrui as vias aéreas mais pequenas e pode resultar no colapso dos espaços aéreos distais, no aprisionamento do ar e na alteração das relações ventilação-perfusão. A infeção grave está associada à necrose do epitélio brônquico ou bronquiolar e/ou do parênquima pulmonar **(73)**.

A maioria das pneumonias bacterianas típicas resulta de uma colonização inicial da nasofaringe seguida de aspiração ou inalação de organismos. A doença invasiva ocorre mais frequentemente após a aquisição de um novo serótipo do organismo com o qual o doente não teve experiência anterior, normalmente após um período de incubação de um a três dias. Ocasionalmente, uma bacteremia primária pode preceder a pneumonia. Os agentes patogénicos bacterianos atípicos ligam-se às membranas epiteliais respiratórias através das quais entram nas células para se replicarem **(74)**.

Etiologia

Um grande número de microrganismos tem sido implicado como agentes etiológicos da pneumonia em crianças **(tabela 4)**.

Tabela (4) Agentes etiológicos comuns da pneumonia pediátrica

Microbial agent	Susceptible hosts
Bacteria	
Chlamydia trachomatis	First 3 months of life
Mycoplasma hominis	First 3 months of life
Treponema pallidum	First 3 months of life
Ureaplasma urealyticum	First 3 months of life
Staphylococcus aureus	Primarily children <5 years
Streptococcus pyogenes	Primarily children <5 years
Chlamydophila pneumonia	Primarily children ≥5 years
Mycoplasma pneumonia	Primarily children ≥5 years
Streptococcus pneumonia	All
Viruses	
Adenovirus	Primarily children <5 years
Human metapneumovirus	Primarily children <5 years
Influenza A and B	Primarily children <5 years
Parainfluenza 1, 2, and 3	Primarily children <5 years
Respiratory syncytial virus	Primarily children <5 years
Rhinovirus	Primarily children <5 years

CAPÍTULO 7

Apresentação clínica

A apresentação clínica da pneumonia infantil varia consoante o agente patogénico responsável, o hospedeiro em particular e a gravidade. Os sinais e sintomas de apresentação são inespecíficos; nenhum sintoma ou sinal isolado é patognomónico de pneumonia em crianças.

Os sintomas e sinais de pneumonia podem ser subtis, particularmente em bebés e crianças pequenas. A combinação de febre e tosse é sugestiva de pneumonia; outros achados respiratórios (por exemplo, taquipneia, aumento do trabalho respiratório) podem preceder a tosse. A tosse pode não ser uma caraterística inicial, uma vez que os alvéolos têm poucos receptores de tosse. A tosse começa quando os produtos da infeção irritam os receptores da tosse nas vias respiratórias. Quanto mais tempo a febre, a tosse e os achados respiratórios estiverem presentes, maior é a probabilidade de pneumonia **(76)**.

AVALIAÇÃO CLÍNICA

A avaliação da criança com tosse e potencial doença do trato respiratório inferior tem dois objectivos: a identificação da síndrome clínica (por exemplo, pneumonia, bronquiolite, asma) e uma avaliação da gravidade da doença. A gravidade da doença determina a necessidade de uma avaliação adicional.

A. História:

Os aspectos importantes da história clínica das crianças com possível pneumonia adquirida na comunidade estão enumerados na **tabela 5. (Equipa de orientação para a pneumonia adquirida na comunidade, 2011)**

Tabela (5) aspectos importantes da história de uma criança com pneumonia

Historical feature	Possible significance
Age of the child	Viral etiologies are most common in infants and preschool children Atypical bacterial pathogens are more common in school-age children
Recent viral upper respiratory tract infection	May predispose to bacterial super infection with Streptococcus pneumoniae or Staphylococcus aureus
Associated symptoms	Mycoplasma pneumoniae is often associated with extrapulmonary manifestations (e.g., headache, photophobia, rash)
Cough, chest pain, shortness of breath, difficulty breathing	"Classic" features of pneumonia, but non-specific
Increased work of breathing in the absence of stridor or wheezing	Suggestive of severe pneumonia
Choking episode	May indicate foreign body aspiration
Duration of symptoms	Chronic cough (>4 weeks) suggests etiology other than acute pneumonia (refer to UpToDate topic on causes of chronic cough in children)
Previous episodes	Recurrent episodes may indicate aspiration, congenital or acquired anatomic abnormality, cystic fibrosis, immunodeficiency, asthma, missed foreign body
Immunization	Completion of the primary series of immunizations

status	for Haemophilus influenzae type b, Streptococcus pneumoniae, Bordetella pertussis, and seasonal influenza decreases, but does not eliminate, the risk of infection with these organisms
Previous antibiotic therapy	Increases the likelihood of antibiotic-resistant bacteria
Maternal history of chlamydia during pregnancy (for infants <4 months of age)	May indicate Chlamydia trachomatis infection
Exposure to tuberculosis	May indicate Mycobacterium tuberculosis infection
ill contacts	More common with viral etiologies
Travel to or residence in certain areas that suggest endemic pathogens	Measles: Developing world Coccidioidomycosis: Southwestern US, northern Mexico, Central and South America Blastomycosis: Southeastern and central US; states bordering the Great Lakes Histoplasmosis: Ohio, Missouri, and Mississippi River
	valleys in the United States; Canada; Central America; eastern and southern Europe; parts of Africa; eastern Asia; and Australia Hantavirus: West of the Mississippi River; four corners region of United States (where borders of Colorado, New Mexico, Arizona, and Utah meet)
Animal exposure	May indicate histoplasmosis, psittacosis, Q fever
Day care center	Exposure to viruses and antibiotic-resistant bacteria

attendance	
Fluid and nutrition intake	Difficulty or inability to feed suggests severe illness

(Equipa de orientação para a pneumonia adquirida na comunidade, 2011)

B. Exame:

Os aspectos importantes do exame estão resumidos no **quadro 6**

Tabela (6) aspectos importantes do exame físico de uma criança com suspeita de pneumonia

Examination feature	**Possible significance**
General appearance (state of awareness, cyanosis)*	Most children with radiographically confirmed pneumonia appear ill
Vital signs	
Temperature	Fever may be the only sign of pneumonia in highly febrile young children; however, it is variably present and nonspecific
Respiratory rate	Tachypnea correlates with radiographically confirmed pneumonia and hypoxemia
	Absence of tachypnea helps to exclude pneumonia
Degree of respiratory distress	Respiratory distress is more specific than fever or cough for lower respiratory infection
Tachypnea	
Hypoxemia	Predictive of pneumonia

Increased work of breathing:	
Retractions	More common in children with pneumonia than without; absence does not exclude pneumonia
Nasal flaring	More common in children with pneumonia than without; absence does not exclude pneumonia
Grunting	Sign of severe disease and impending respiratory failure
Accessory muscle use	Sign of severe disease
Head bobbing	Sign of severe disease
Lung examination	
Cough	Nonspecific finding of pneumonia
Auscultation	Findings suggestive of pneumonia include: crackles (rales, crepitations), decreased breath sounds, bronchial breath sounds and Bronchophony Wheezing more common in viral and atypical pneumonias
Tactile fremitus	Suggestive of parenchymal consolidation
Dullness to percussion	Suggestive of parenchymal consolidation or pleural effusion
Mental status	Altered mental status may be a sign of hypoxia

(Equipa de orientação para a pneumonia adquirida na comunidade, 2011)

CAPÍTULO 8

Introdução

A bronquiolite é uma doença mais frequentemente causada em bebés por uma infeção viral. É a infeção respiratória inferior mais comum nos primeiros dois anos de vida. Caracteriza-se por inflamação aguda, edema e necrose das células epiteliais que revestem as pequenas vias respiratórias, aumento da produção de muco e broncoespasmo. Os sinais e sintomas são tipicamente rinite, taquipneia, pieira, tosse, crepitações, uso de músculos acessórios e/ou dilatação nasal **(77)**.

Muitos vírus causam os mesmos sintomas e sinais. A etiologia mais comum é o vírus sincicial respiratório (VSR), com a maior incidência de infeção por VSR a ocorrer entre dezembro e março **(78)**. Noventa por cento das crianças são infectadas pelo VSR nos primeiros 2 anos de vida **(79)**.

Etiologia

A maioria dos casos de bronquiolite resulta de um agente patogénico viral, como o VSR, o metapneumovírus humano, o vírus da parainfluenza, o vírus da gripe ou o adenovírus. A bronquiolite é altamente contagiosa. O vírus que a provoca transmite-se de pessoa para pessoa através do contacto direto com secreções nasais, gotículas transportadas pelo ar e fómites. O RSV é o agente mais comummente isolado em 75% das crianças com menos de 2 anos que são hospitalizadas por bronquiolite **(80)**.

Epidemiologia

Estatísticas do Egito

Um estudo de quatrocentas e vinte e sete crianças (427) com menos de cinco anos de idade que apresentavam ALRTI no ambulatório e no serviço de urgências do Hospital Pediátrico da Universidade do Cairo ao longo de um ano, entre dezembro de 2006 e novembro de 2007, foi realizado por **Fattouh , et al 2011**. Foram recolhidas amostras de aspirado nasofaríngeo em frascos esterilizados de cada criança inscrita. Os espécimes foram recolhidos entre 1-15 dias de doença. A amostra foi mantida em gelo e processada no prazo de 2 horas após a recolha. Em cada amostra foi efectuado um ensaio imunoflourescente (IFA) para RSV, adenovírus, vírus da gripe A, vírus da gripe B e vírus parainfluenza 1-3. O sangue foi colhido através de técnicas de punção venosa e as amostras de soro foram refrigeradas a -70°C. Utilizou-se o ensaio imuno-enzimático indireto (ELISA) para testar a presença de IgG e IgM de Chlamydia e Mycoplasma **(81)**.

Foi detectado um agente viral em 91 crianças (21,3%) dos casos registados, das quais 70 crianças (16,4%) estavam infectadas com VSR. Os outros vírus identificados incluíram: vírus para-influenza 3 em 14 crianças (3,3%); vírus influenza A em 3 crianças (0,7%), adenovírus em 2 e para-influenza 1 em 2 casos (0,5%). Não houve sobreposição de infeção entre o vírus RSV e os outros vírus identificados **(82)**.

Fisiopatologia

Os bronquíolos são vias aéreas pequenas (< 2 mm de diâmetro) e não possuem cartilagem nem glândulas submucosas. O bronquíolo terminal, uma via aérea de 16ª geração, é a via aérea condutora final que termina nos bronquíolos respiratórios. O ácino (ou seja, a unidade de troca de gases do pulmão) é constituído por bronquíolos respiratórios, o ducto alveolar e os alvéolos. O revestimento bronquiolar é constituído por células Clara secretoras de surfactante e células neuroendócrinas, que são a fonte de produtos bioactivos como a somatostatina, a endotelina e a serotonina **(80)**.

A lesão bronquiolar e a consequente interação entre células inflamatórias e mesenquimatosas podem levar a diversas síndromes patológicas e clínicas **(80)**.

Os efeitos da lesão bronquiolar incluem os seguintes:

- Aumento da secreção de muco
- Obstrução e constrição brônquica
- Morte de células alveolares, resíduos de muco, invasão viral
- Captação de ar

- Atelectasia
- Redução da ventilação que leva a um desfasamento ventilação-perfusão

Mecanismos imunológicos complexos desempenham um papel na patogénese da bronquiolite. As reacções alérgicas do tipo 1 mediadas pela imunoglobulina E (IgE) podem ser responsáveis por algumas bronquiolites clinicamente significativas. Os bebés que são amamentados com colostro rico em imunoglobulina A (IgA) parecem estar relativamente protegidos da bronquiolite **(83)**.

A necrose do epitélio respiratório é uma das lesões mais precoces da bronquiolite e ocorre nas primeiras 24 horas após a aquisição da infeção. A proliferação das células caliciformes resulta numa produção excessiva de muco, enquanto a regeneração epitelial com células não ciliadas prejudica a eliminação das secreções. A infiltração linfocítica pode resultar em edema da submucosa. As citocinas e as quimiocinas, libertadas pelas células epiteliais respiratórias infectadas, amplificam a resposta imunitária aumentando o recrutamento celular para as vias respiratórias infectadas. O interferão e as interleucinas (IL)-4, IL-8 e IL-9 encontram-se em concentrações elevadas nas secreções respiratórias de doentes infectados **(84)**.

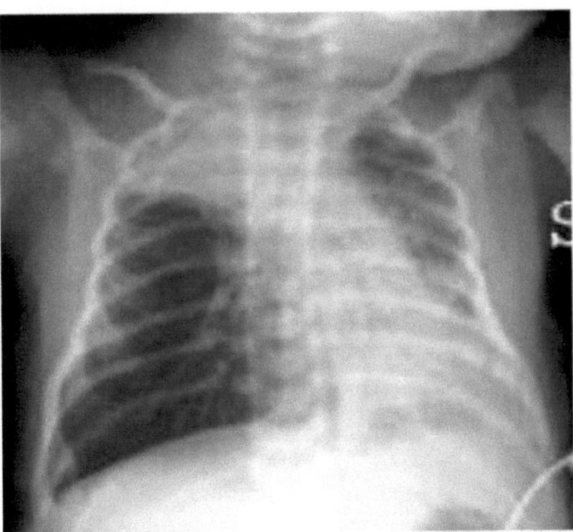

Fig (3): Radiografia de tórax revelando hiperinsuflação pulmonar com diafragma achatado e atelectasia bilateral nas regiões apical direita e basal esquerda num lactente de 16 dias de idade com bronquiolite grave.

Factores de risco para doença grave

Quase todos os estudos relacionados com a bronquiolite são efectuados em pessoas que frequentam ou são admitidas no hospital. O estado de gravidade da doença que desencadeia a comparência ou a admissão no hospital dependerá dos níveis locais de cuidados de apoio prestados pelos cuidados primários e secundários na comunidade. As decisões de internamento ou de alta hospitalar são multifactoriais, tendo em consideração factores como as co-morbilidades, a geografia e a capacidade sentida dos prestadores de cuidados para responderem adequadamente se o estado do bebé se deteriorar.

1-Idade

Os bebés mais novos têm um risco mais elevado de internamento hospitalar por bronquiolite do que os bebés mais velhos **(85)**.

2- Cardiopatia congénita

Num estudo observacional retrospetivo de bebés nascidos a termo, a taxa de admissão hospitalar para crianças com menos de três anos de idade com bronquiolite foi mais elevada para as que tinham doença cardíaca congénita (9,2%) do que para as que não tinham qualquer condição médica subjacente (3%). Em três outros estudos observacionais, os bebés com doença cardíaca congénita representaram 6,4% a 12% de todos os internamentos hospitalares associados ao RSV **(86)**.

3-Atopia

Não foram identificadas evidências sobre a atopia pessoal como fator de risco para a evolução grave da doença na bronquiolite. Em 2005, um estudo realizado por Bradley e colegas demonstrou uma associação entre perturbações atópicas maternas ou familiares e doença hospitalar menos grave, medida pela saturação de oxigénio e duração do internamento. Os bebés com história familiar de atopia apresentaram uma saturação mais elevada durante o internamento. As doenças atópicas maternas que se revelaram significativas foram a asma (94,2% ± 4,0% vs. 91,0% ± 7,7%; *P*

= 0,001) e a febre dos fenos (94,3% ± 3,9% vs. 91,0% ± 7,8%; *P*< 0,001). Além disso, a presença de ≥1 membro da família imediata com asma (93,3% ± 4,8% vs 90,4% ± 8,5%; *P* = .003) ou febre dos fenos (93,7% ± 4,8% vs 90,9% ± 7,9%; *P* = .004) foi associada a uma saturação de 02 significativamente maior. Uma análise do tempo de início dos sintomas respiratórios até à data de admissão não revelou qualquer efeito significativo das alergias maternas, asma, eczema ou rinite (3,23 vs 3,33 dias; *P* = 0,87). Não é claro porque é que uma história materna de atopia estaria associada a VSR menos grave, embora Bradley tenha postulado que a mãe pode estar mais atenta a infecções respiratórias se ela própria as tiver **(87)**.

4-Deficiência de imunoglobulina e bronquiolite recorrente

Foram registadas infecções respiratórias recorrentes, incluindo bronquiolite, em crianças com deficiência da subclasse da imunoglobulina A (IgA) ou da imunoglobulina G (IgG). Num relatório de 225 crianças com idades compreendidas entre os 6 meses e os 6 anos com infecções sinopulmonares recorrentes, a frequência global de defeitos de anticorpos foi de 19,1%. A deficiência da subclasse IgA ou IgG foi encontrada em 25% dos doentes com infecções recorrentes do trato respiratório superior, 22% dos doentes com infecções pulmonares recorrentes e 12,3% dos doentes com bronquiolite recorrente **(88)**.

5-Factores sociais

Aleitamento materno

Num estudo prospetivo de controlo de casos de bebés nascidos com 33-35 semanas de gestação ou com menos de seis meses de idade no início da época do RSV, a amamentação durante mais de dois meses teve um efeito protetor. Houve uma maior probabilidade de hospitalização por VSR se a duração do aleitamento materno fosse inferior a dois meses. Num outro estudo de controlo de casos, o aleitamento materno foi associado a um menor risco de hospitalização por VSR em bebés com menos e mais de seis meses de idade. O aleitamento materno reduz o risco de hospitalização por VSR e deve ser encorajado e apoiado **(89)**.

Tabagismo dos pais

O tabagismo parental está associado a um risco acrescido de hospitalização de bebés por VSR quando comparado com famílias não fumadoras. Num estudo prospetivo em bebés prematuros, realizado por Broughton e colegas, foi encontrada uma associação significativa entre a hospitalização por IRRL relacionada com o VSR e o tabagismo materno. Os profissionais de saúde devem informar as famílias de que o tabagismo dos pais está associado a um maior risco de hospitalização relacionada com o VSR **(90)**.

Noutro estudo, o tabagismo pré-natal foi um fator de risco significativo para a infeção sintomática por VSR, realçando ainda mais a importância de aconselhar as mães contra o tabagismo, particularmente durante a gravidez. O mecanismo provável é o facto de o tabagismo pré-natal estar associado a uma função pulmonar prejudicada **(90)**.

Apresentação clínica

As crianças com bronquiolite apresentam tipicamente um pródromo respiratório superior viral que inclui rinorreia, tosse e, por vezes, febre baixa. O início destes sintomas é agudo. No espaço de 1-2 dias após estes sintomas prodrómicos, a tosse agrava-se e a criança pode também desenvolver respiração rápida, retracções torácicas e pieira. O bebé pode apresentar irritabilidade, má alimentação e vómitos. Embora, na maioria dos casos, a doença permaneça ligeira e a recuperação comece em 3-5 dias, algumas destas crianças podem continuar a piorar **(91)**.

A maioria das crianças com bronquiolite tem taquicardia e taquipneia. A oximetria de pulso ajuda-nos a decidir sobre a necessidade de oxigénio suplementar. O tórax pode parecer hiperexpandido e pode ser hiperressonante à percussão. Podem ouvir-se sibilos e crepitações finas em todos os pulmões. Os doentes gravemente afectados apresentam grunhidos e retracções acentuadas. Podem apresentar cianose e uma perfusão prejudicada. A apneia pode ocorrer em prematuros e em crianças com menos de dois meses de idade. Outros problemas associados que podem ocorrer em crianças com bronquiolite incluem conjuntivite, otite média e faringite **(92)**.

Tabela (7) Caraterísticas de apresentação da bronquiolite aguda.

History	Examination
Coryzal symptoms (peak illness at five days) Dry, wheezy cough Wheeze Difficulty in breathing Cyanosis Apnoeas Poor feeding (dyspnea associated)	Cyanosis Low oxygen saturations Tachypnea Recession / tracheal tug Widespread fine inspiratory crackles Wheeze * Fever > 38°C is not usually a feature **

* A ausência de pieira não exclui o diagnóstico ** A febre > 39°C deve exigem um exame cuidadoso para detetar outra causa **(93)**.

Valor diagnóstico das caraterísticas clínicas

1 . Idade

A bronquiolite afecta principalmente os bebés com menos de dois anos de idade. Noventa por cento dos casos que requerem hospitalização ocorrem em bebés com menos de doze meses de idade. A incidência atinge o seu pico entre os três e os seis meses de idade. Não foram identificadas provas sobre o valor da idade como fator discriminatório específico no diagnóstico da bronquiolite **(94)**.

2 Febre

Os bebés com bronquiolite podem ter febre ou um historial de febre. A febre alta é pouco frequente na bronquiolite. Num estudo prospetivo de 90 bebés hospitalizados com bronquiolite aguda (idade média de 4,4 meses), apenas dois (2,2%) tinham uma temperatura ≥40°C. Vinte e oito bebés (31%) tinham febre, definida por um único registo de temperatura axilar >38°C ou dois registos sucessivos >37,8°C com quatro horas de intervalo durante as primeiras 24 horas de admissão. Uma elevada proporção dos bebés febris (71%) teve uma evolução grave da doença que exigiu suplementação de oxigénio. A ausência de febre não deve excluir o diagnóstico de bronquiolite aguda. Na presença de febre alta *(temperatura axilar >39°C),* deve ser efectuada uma avaliação cuidadosa de outras causas antes de se fazer o diagnóstico. É invulgar que os bebés com bronquiolite pareçam "tóxicos". Um bebé "tóxico" que esteja sonolento, letárgico ou irritável, pálido, com manchas e taquicárdico necessita de tratamento imediato. Antes de fazer o diagnóstico de bronquiolite, deve ser efectuada uma avaliação cuidadosa para detetar outras causas **(95)**.

3. rinorreia

A descarga nasal precede frequentemente o aparecimento de outros sintomas, como tosse, taquipneia, dificuldade respiratória e dificuldades de alimentação **(96)**.

4. Tosse

A opinião dos especialistas sugere que uma tosse seca e sibilante é caraterística da bronquiolite. A tosse, juntamente com os sintomas nasais, é um dos primeiros sintomas a ocorrer na bronquiolite **(97)**.

5. Frequência respiratória

O aumento da frequência respiratória é um sintoma importante nas infecções do trato respiratório inferior (ITRB) e, em particular, na bronquiolite e na pneumonia.

O aumento da frequência respiratória deve levantar a suspeita de uma infeção do trato respiratório inferior, nomeadamente bronquiolite ou pneumonia **(98)**.

6. Alimentação deficiente

Muitos bebés com bronquiolite têm dificuldades de alimentação devido à dispneia, mas a má alimentação não é essencial para o diagnóstico de bronquiolite. Os problemas de alimentação são frequentemente a razão para o internamento hospitalar **(96)**.

7. Aumento do trabalho respiratório e da recessão

A dispneia e as recessões subcostais, intercostais e supraclaviculares são frequentemente observadas em bebés com bronquiolite aguda. O tórax pode estar visivelmente hiperinsuflado na bronquiolite. A presença de um tórax hiperinsuflado pode ajudar a distinguir a bronquiolite da pneumonia **(99)**.

8. Crepitações /Crackles

As crepitações inspiratórias finas em todos os campos pulmonares são um achado comum (mas não universal) na bronquiolite aguda. No Reino Unido, as crepitações à auscultação do tórax são consideradas como a caraterística principal da bronquiolite. Os bebés sem crepitações e com apenas uma sibilância inicial transitória são normalmente classificados como tendo sibilância induzida por vírus e não bronquiolite **(100)**.

9. Chiado

As definições de bronquiolite do Reino Unido (RU) descrevem a sibilância expiratória aguda como um achado de exame comum, mas não universal. As definições americanas de bronquiolite dão muito mais ênfase à inclusão da pieira no diagnóstico. Este facto apresenta dificuldades na extrapolação dos dados da investigação americana **(98)**.

Avaliação da gravidade

As diretrizes anteriores identificam uma série de caraterísticas clínicas de doença grave na bronquiolite:

- alimentação deficiente (<50% da ingestão habitual de líquidos nas últimas 24 horas)
- letargia
- história da apneia
- frequência respiratória >70 ciclos/min
- presença de alarido nasal e/ou grunhido
- recessão grave da parede torácica
- cianose **(101)**

Princípios da ecografia pulmonar

1) A ecografia pulmonar é realizada, na melhor das hipóteses, com equipamento simples.

2) No tórax, o gás e os fluidos têm localizações opostas, ou estão misturados por processos patológicos, gerando artefactos.

3) O pulmão é o órgão mais volumoso. Podem ser definidas áreas padronizadas **(102)**.

4) Todos os sinais surgem a partir da linha pleural.

5) Os sinais estáticos são sobretudo artefactuais **(103)**.

6) O pulmão é um órgão vital. Os sinais provenientes da linha pleural são sobretudo dinâmicos.

Padrão normal

Para cada espaço intercostal considerado, a sonda deve ser posicionada perpendicularmente às costelas. Utilizando uma vista longitudinal, as costelas, caracterizadas por uma sombra posterior, devem ser identificadas. Uma linha hiperecogénica e deslizante, que se move para a frente e para trás com a ventilação, é vista 0,5 cm abaixo da linha das costelas e é designada por "linha pleural". No modo time-motion, está presente um "sinal da praia", caracterizado por tecido parietal imóvel sobre a linha pleural e um padrão granular homogéneo abaixo desta **(104)**. A linha pleural resulta do movimento da pleura visceral contra a pleura parietal durante o ciclo respiratório. Para além desta linha pleural, são observadas linhas horizontais imóveis e regularmente espaçadas: não têm significado e correspondem a "artefactos de repetição". Assim, um padrão ultrassonográfico normal é definido pelo "deslizamento do pulmão" associado a linhas A horizontais artefactuais. No entanto, num terço dos doentes com pulmões normais, podem ser detectadas linhas B verticais isoladas em regiões pulmonares dependentes, sem qualquer significado patológico. As linhas B movem-se com a linha pleural e apagam as linhas A.

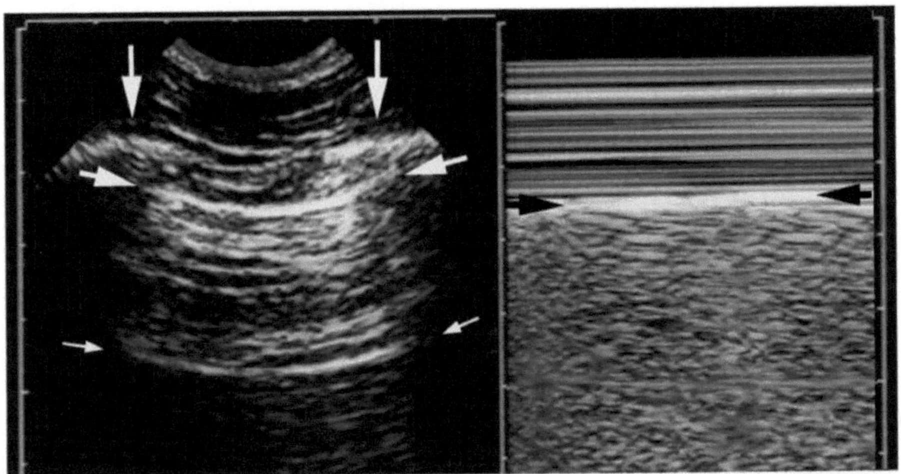

Figura (4) Superfície pulmonar normal. Esquerda: Exame do espaço intercostal. As costelas (setas verticais). As sombras das costelas são mostradas abaixo. A linha pleural (setas horizontais superiores), uma linha horizontal hiperecogénica, meio centímetro abaixo da linha das costelas. A associação das costelas e da linha pleural constitui um marco sólido denominado sinal do morcego. Abaixo da linha pleural, este artefacto de repetição horizontal da linha pleural foi designado por linha A (em baixo, pequenas setas horizontais). A linha A indica que o ar (gás, mais precisamente) é o componente visível abaixo da linha pleural. À direita: O modo M revela o sinal da costa marítima, que indica que o pulmão se move na parede torácica. O sinal da praia indica, portanto, que a linha pleural também é a pleura visceral. Acima da linha pleural, a parede torácica imóvel apresenta um padrão estratificado. Abaixo da linha pleural, a dinâmica do deslizamento do pulmão mostra este padrão arenoso.

Síndrome alvéolo-intersticial

Na presença de pulmão lesionado, caracterizado por uma maior quantidade de tecido pulmonar que se estende até à periferia do pulmão **(105)**, são detectados artefactos verticais provenientes da pleura e que se estendem até ao bordo do ecrã **(106)**, denominados "linhas B" verticais ou "caudas de cometa". Aparecem como linhas verticais brilhantes que partem da linha pleural e atingem o bordo do ecrã. O número destas linhas B verticais depende do grau de perda de arejamento pulmonar, e a sua intensidade aumenta com a inspiração movimentos **(107)**· Como mencionado acima, menos de um ou dois artefactos verticais podem ser detectados em regiões pulmonares dependentes em pulmões normalmente arejados **(108)**.

Foi demonstrado que linhas B múltiplas com 7 mm de distância entre si são causadas por septos interlobulares espessados, caracterizando edema intersticial. Em contraste, as linhas B com 3 mm ou menos de distância são causadas por áreas em vidro fosco que caracterizam edema alveolar.

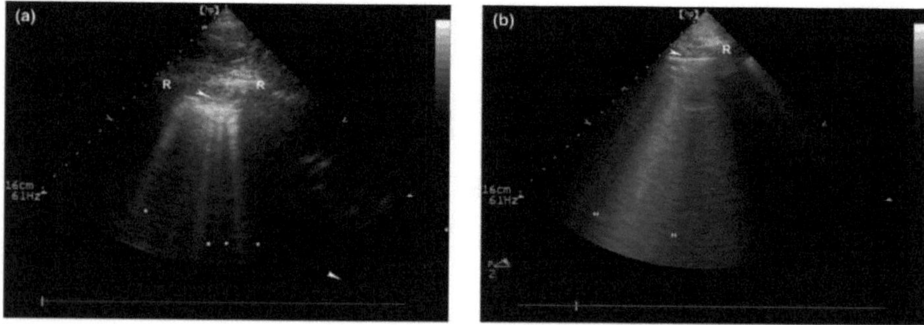

Figura (5) Aspectos ultra-sonográficos da síndrome alvéolo-intersticial. **(a)** Linhas B separadas por 7 mm ou artefactos de cauda de cometa espaçados. A linha pleural (seta branca) e as costelas (R) com a sua sombra acústica. Estão presentes artefactos de cauda de cometa espaçados (indicados por asteriscos) ou linhas B que partem da linha pleural e se estendem até ao bordo do ecrã. Estes artefactos correspondem a septos interlobulares espessados na TAC torácica. **(b)** Linhas B separadas por 3 mm ou menos. A linha pleural (seta branca) e a costela (R) com a sua sombra acústica.

Estão presentes caudas de cometa contíguas que surgem da linha pleural e se estendem até ao bordo do ecrã.

Estes artefactos correspondem a áreas de vidro fosco na tomografia computadorizada do tórax.

Consolidação pulmonar

O edema pulmonar maciço, a broncopneumonia lobar, a contusão pulmonar e a atelectasia lobar induzem uma perda maciça de arejamento pulmonar que permite que os ultra-sons sejam transmitidos para a profundidade do tórax. A consolidação pulmonar aparece como uma estrutura de tecido hipoecogénico mal definido e em forma de cunha **(109)**. No interior da consolidação, podem ser observadas imagens punctiformes hiperecogénicas, que correspondem a broncogramas aéreos (brônquios cheios de ar) **(110)**. A penetração de gás na árvore brônquica da consolidação durante a inspiração produz um reforço inspiratório destas imagens punctiformes hiperecogénicas. A dimensão ecográfica da consolidação não é influenciada pelos movimentos respiratórios. Vários estudos demonstraram que a ecografia pulmonar tem um elevado desempenho no diagnóstico da consolidação alveolar e é útil para orientar a biópsia pulmonar percutânea **(107)**.

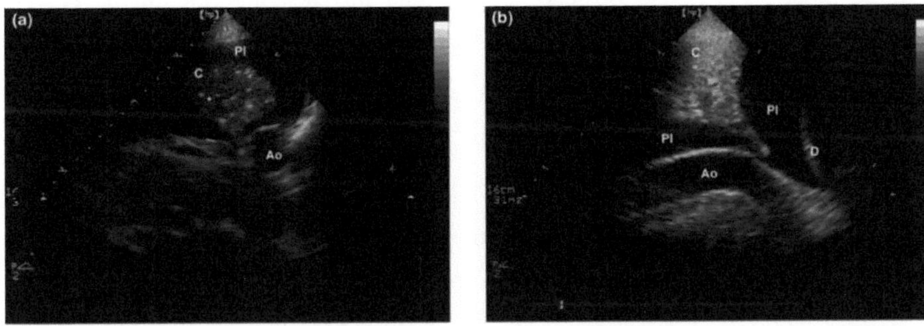

Figura (6) Aspeto ultrassonográfico de uma consolidação pulmonar e de um derrame pleural. **(a)** Visão transversal do lobo inferior esquerdo consolidado; a consolidação pulmonar é vista como uma estrutura tissular (C). Nesta consolidação observam-se imagens punctiformes hiperecogénicas (assinaladas com asterisco), que correspondem a broncogramas aéreos (brônquios cheios de ar). O derrame pleural é anecoico (Pl). **(b)** Vista cefalocaudal do lobo inferior esquerdo consolidado: consolidação pulmonar com broncogramas aéreos. Ao, aorta descendente; D, diafragma; Pl, derrame pleural.

Derrame pleural

O derrame pleural deve ser procurado numa vista longitudinal, em regiões pulmonares dependentes, delimitadas pela parede torácica e pelo diafragma. Aparece como uma estrutura hipoecogénica e homogénea sem gás no seu interior e está presente durante a expiração e a inspiração. Uma vez que o derrame pleural actua como uma janela acústica, o pulmão pode ser visto como uma linha pleural brilhante se permanecer arejado. Se o derrame pleural for suficientemente abundante para ser compressivo, o pulmão é visto consolidado e a flutuar no derrame pleural. A avaliação do derrame pleural requer atenção ao baço ou fígado e ao diafragma, especialmente quando se considera a hipótese de punção pleural. O derrame pleural pode ser facilmente distinguido do baço ou do fígado através da utilização de Doppler a cores, que mostra os vasos sanguíneos intra-esplénicos e intra-hepáticos, ou através da visualização de um movimento inspiratório sinusoidal da pleura visceral, da profundidade para a periferia **(111)**.

A abordagem de ultrassom pulmonar foi proposta para quantificar o volume do derrame pleural **(112)**. Na posição supina, uma distância interpleural na base do pulmão, definida como a distância entre o pulmão e a parede torácica posterior, ≥50 mm é altamente preditiva de um derrame pleural ≥500 ml **(113)**. A medição da distância interpleural pode ser realizada no final da expiração ou no final da inspiração **(112)**, sem diferença entre elas, e parece menos fiável quando medida no lado esquerdo **(112)**. Todos os estudos concordam que a medição por ultrassom do espaço interpleural na base do pulmão não é suficientemente precisa para quantificar derrames pleurais pequenos (≤500 ml) e muito grandes (≥ 1.000 ml) **(114)**. Recentemente, foi proposta outra abordagem ecográfica para quantificar o derrame pleural: multiplicar a altura do derrame pleural pela sua área transversal, medida a meio caminho entre os limites superior e inferior. Foi encontrada uma excelente correlação entre o volume do derrame pleural avaliado por TC de todo o pulmão e a determinação por ultrassom **(115)**.

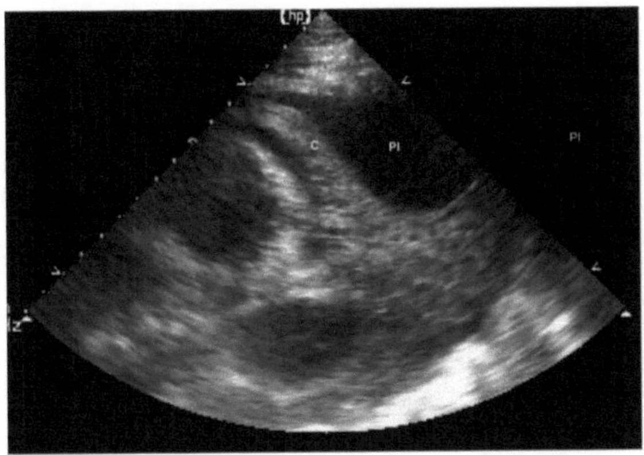

Figura (7) Pulmão consolidado "a flutuar" num derrame pleural maciço. O derrame pleural (Pl) é suficientemente abundante para ser compressivo e o pulmão (C) é visto consolidado e a flutuar no derrame pleural

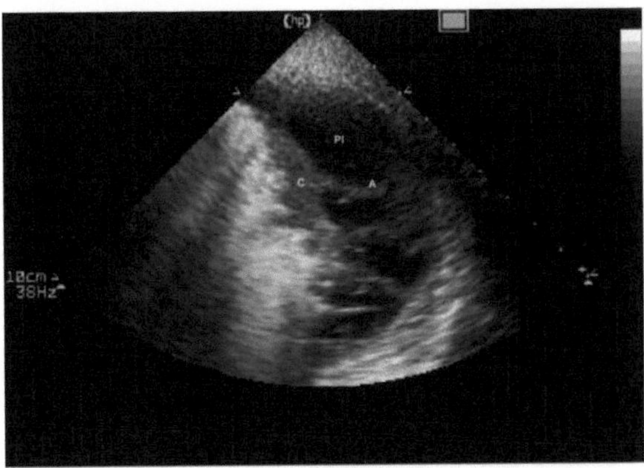

Figura (8) Pulmão consolidado e derrame pleural adjacente com aderências pleurais. O derrame pleural (Pl) é abundante e o pulmão é visto consolidado e flutuante (C) no derrame pleural com aderências pleurais (A).

Pneumotórax

O pneumotórax é definido pela interposição de gás entre as camadas pleurais visceral e parietal. Como consequência, o deslizamento do pulmão é abolido, os ultra-sons não podem ser transmitidos através do parênquima pulmonar lesionado e as caudas de cometa (linhas B verticais) já não são visíveis. Apenas as reverberações longitudinais da linha pleural imóvel (linhas A horizontais) podem ser vistas **(111)**. Em algumas circunstâncias, como a presença de um tubo torácico, aderências pleurais, enfisema bolhoso e doença pulmonar obstrutiva crónica avançada, o deslizamento do pulmão pode ser abolido na ausência de pneumotórax. O diagnóstico permanece incerto em doentes com arejamento pulmonar normal, ao passo que em doentes com lesão pulmonar, a presença de linhas B verticais exclui o diagnóstico.

O diagnóstico ultrassonográfico do pneumotórax é a parte mais difícil do treinamento: é necessária uma longa experiência para adquirir habilidades apropriadas que dependem da capacidade de reconhecer o deslizamento do pulmão e sua abolição **(111)**. Quando possível, a utilização de frequências de emissão mais elevadas (5 a 10 MHz) facilita o reconhecimento da abolição do deslizamento pulmonar. O diagnóstico é ainda mais difícil na presença de pneumotórax parcial. O paciente deve ficar estritamente em decúbito dorsal para permitir a localização do derrame gasoso pleural em regiões pulmonares não dependentes. Para confirmar o diagnóstico de pneumotórax parcial, o exame deve ser alargado às regiões laterais da parede torácica para localizar o ponto em que o padrão pulmonar normal (deslizamento do pulmão e/ou presença de linhas B verticais) substitui o padrão de pneumotórax (ausência de deslizamento do pulmão e linhas A horizontais). Este ponto é designado por "ponto pulmonar" **(116)**. A utilização do modo de movimento temporal pode facilitar a deteção do ponto pulmonar.

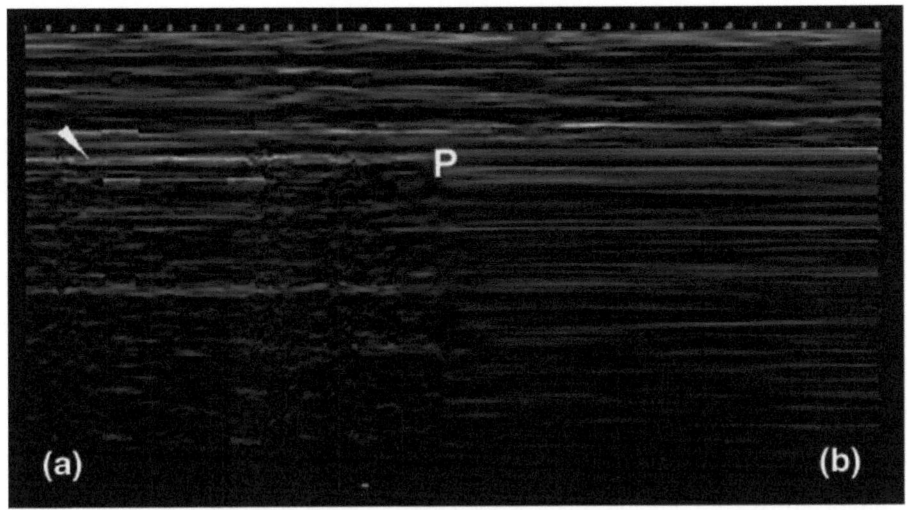

Figura(9) Ultrassonografia pulmonar em modo time-motion, **(a)** pulmão normal e **(b)** padrões de pneumotórax utilizando ultrassonografia pulmonar em modo time-motion. No modo de movimento temporal, é necessário localizar primeiro a linha pleural (seta branca) e, acima dela, as estruturas parietais imóveis. Abaixo da linha pleural, o deslizamento do pulmão aparece como um padrão granular homogéneo (a). No caso de pneumotórax e ausência de deslizamento pulmonar, são visualizadas apenas linhas horizontais (b). Em um paciente examinado em posição supina com pneumotórax parcial, o deslizamento pulmonar normal e a ausência de deslizamento pulmonar podem coexistir em regiões laterais da parede torácica. Nesta região limite, designada por "ponto pulmonar" (P), o deslizamento do pulmão aparece (padrão granular) e desaparece (linhas estritamente horizontais) com a inspiração quando se utiliza o modo de movimento temporal.

CAPÍTULO 9

O protocolo BLUE

O protocolo BLUE, realizado em doentes dispneicos que serão admitidos na UCI, é um protocolo rápido: São necessários 3 minutos utilizando máquinas adequadas e os pontos de análise padronizados. Os principiantes podem demorar mais tempo (este tempo depende da simplicidade e da adequação do seu equipamento, da normalização da sua formação). Baseado na fisiopatologia, fornece um diagnóstico passo a passo das principais causas de insuficiência respiratória aguda, ou seja, seis doenças observadas em 97% dos pacientes na sala de emergência, oferecendo uma precisão global de 90,5% **(117)**.

O protocolo BLUE combina sinais, associa-os a uma localização, resultando em sete perfis:

- O perfil A associa o deslizamento anterior do pulmão com as linhas A.
- O perfil A'- é um perfil A com deslizamento pulmonar abolido.
- O perfil B associa o deslizamento anterior do pulmão com os foguetes pulmonares.
- O perfil B'- é um perfil B com o deslizamento do pulmão abolido.
- O perfil C indica consolidação pulmonar anterior, independentemente do tamanho e do número. Uma linha pleural irregular e espessada é um equivalente.
- O perfil A/B é um meio perfil A num pulmão e um meio perfil B noutro pulmão.
- O perfil PLAPS designa o Síndroma PosteroLateral Alveolar e/ou Pleural. Os PLAPS são procurados após a deteção de um perfil A (padrão compatível com embolia pulmonar) e de uma rede venosa livre (padrão que torna o diagnóstico de embolia menos provável).
- O perfil que combina o perfil A, as veias livres e as PLAPS é designado por perfil A-V- PLAPS.

O perfil B sugere edema pulmonar hemodinâmico agudo com sensibilidade de 97% e especificidade de 95%. O perfil A associado à TVP fornece uma sensibilidade de 81%

e uma especificidade de 99% para embolia pulmonar. Os perfis B'-, A/B- o perfil C e o perfil A-V-PLAPS são perfis típicos que indicam pneumonia. Um perfil A sem TVP ou PLAPS (o perfil nu) é provavelmente asma grave ou DPOC exacerbada. O perfil A'e um ponto pulmonar são específicos do pneumotórax **(117)**.

Table (8) Lung ultrasound differences between cardiogenic vs. non-cardiogenic pulmonary edema

Cardiogenic edema	Non-cardiogenic edema
B profile	B profile
Homogeneous distribution	Heterogeneous distribution
Normal sliding	Reduced sliding
Normal pleural thickness	Thickened irregular pleura
Often pleural effusions	Peripheral consolidations
Normal vascularization	Enhanced vascularization

The BLUE-protocol

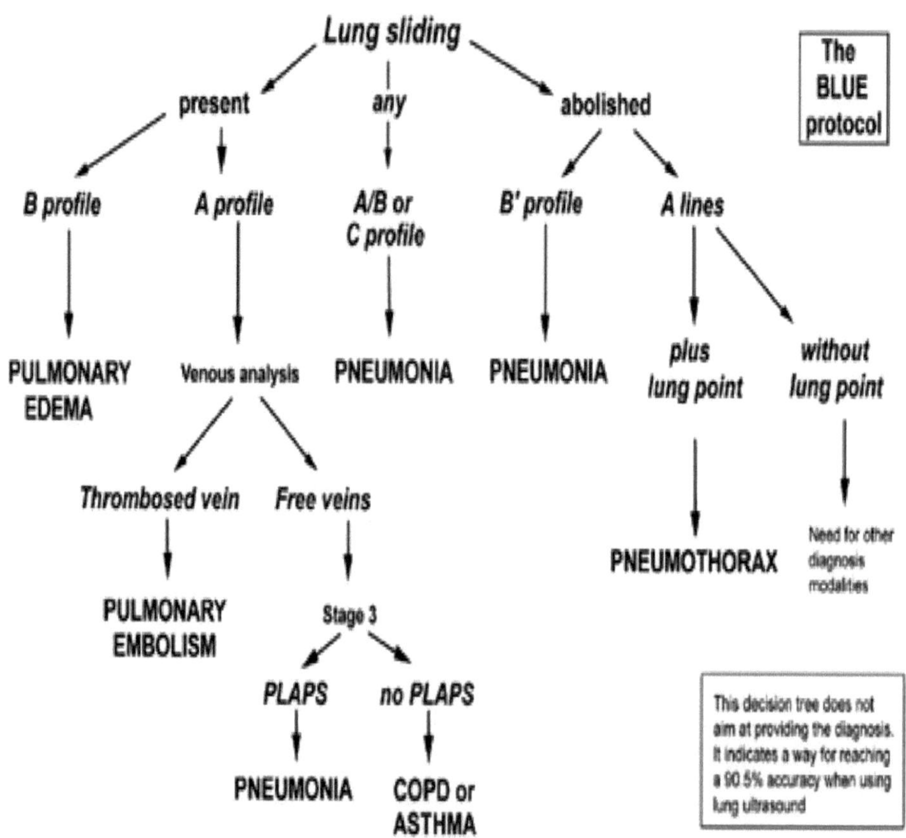

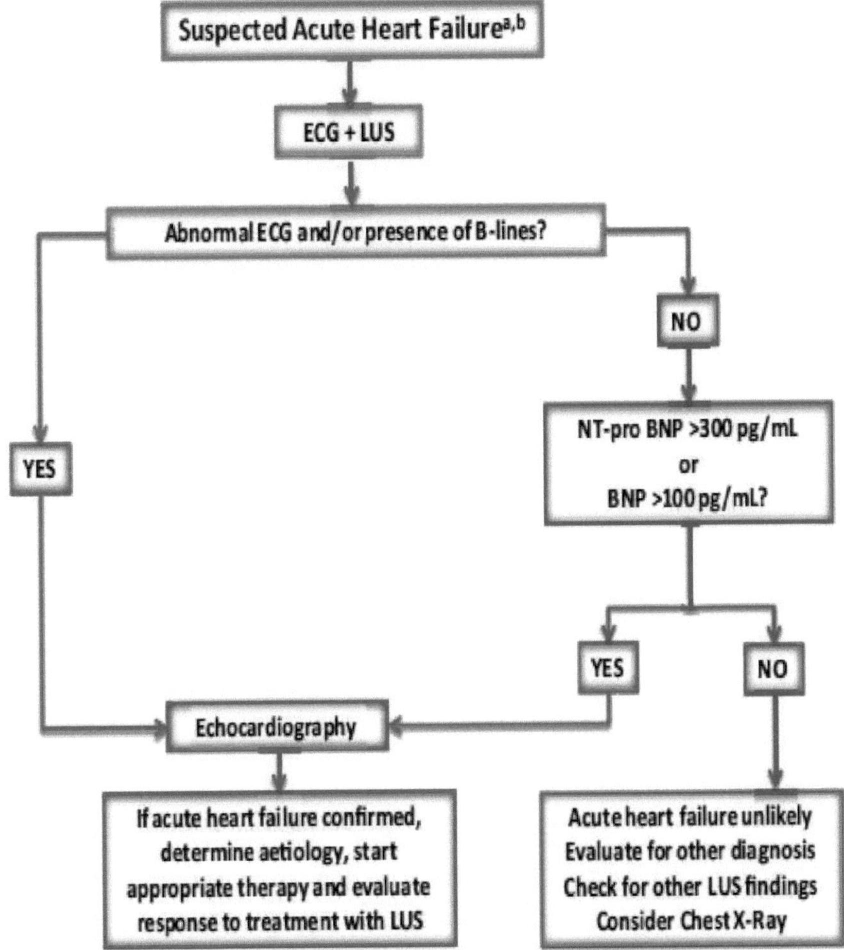

Figura (10) um novo algoritmo proposto para a utilização da ultrassonografia pulmonar no diagnóstico da insuficiência cardíaca aguda **(119)**.

Introdução

A radiografia do tórax é uma ferramenta importante na avaliação de doenças cardíacas em crianças. Os exames imagiológicos não invasivos, como a ecocardiografia e a ressonância magnética cardíaca, proporcionam uma avaliação valiosa e pormenorizada do sistema cardiovascular; no entanto, o custo destes procedimentos de diagnóstico é significativo, dificultando a sua utilização de rotina. A radiografia do tórax, por outro lado, é fácil de realizar, económica e fornece informações importantes incluindo o tamanho do coração, o fluxo sanguíneo pulmonar e qualquer doença pulmonar associada. A história da doença atual, juntamente com o exame físico, fornece ao médico assistente uma lista razoável de diagnósticos diferenciais que podem ser aprofundados com a ajuda da radiografia do tórax e da eletrocardiografia, tornando possível selecionar um plano de tratamento ou tomar a decisão de encaminhar a criança para uma avaliação e tratamento adicionais por um especialista **(120)**.

Radiografia de tórax normal

Em condições normais, há um aumento linear do fluxo sanguíneo pulmonar do ápice para a base do pulmão devido à gravidade, quando a radiografia de tórax é realizada com o paciente na posição ereta. O fluxo sanguíneo pulmonar é igualmente distribuído por todo o pulmão quando o doente se encontra na posição supina. Em consequência, é necessário conhecer a posição do doente quando se observa a sua radiografia torácica. Se a radiografia for efectuada com o doente em decúbito dorsal ou semi-ereto, a posição tem de ser documentada. A presença de um nível de ar-fluido no estômago é o marco de uma posição erecta. O tamanho do coração também depende de parâmetros técnicos. Numa vista póstero-anterior do tórax, o tamanho do coração é quase o tamanho real, mas se a radiografia for tirada com o feixe de raios X orientado na direção antero-posterior, o tamanho do coração é artificialmente aumentado na película e pode ser confundido com uma cardiomegalia. O grau de inspiração-expiração pode alterar drasticamente a aparência do rácio cardiotorácico (C/T), que corresponde à relação entre a largura do coração e a largura da cavidade torácica

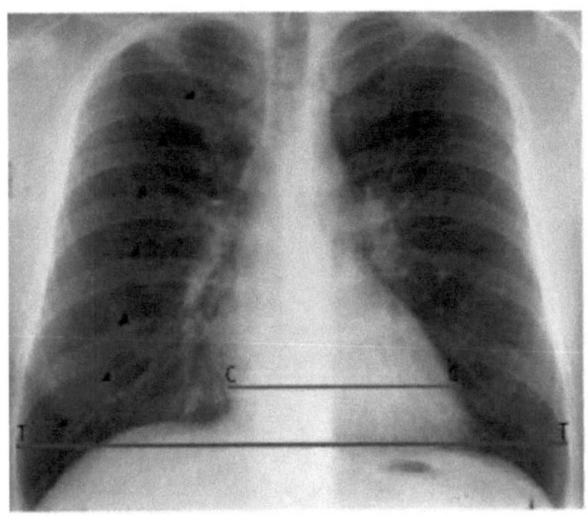

(Fig. 11). O C/T normal é inferior a 50%. O rácio cardiotorácico tem de ser medido na inspiração final (mais de seis a sete costelas anteriores acima do diafragma) para ter valor **(Fig. 11)**. Na expiração, a cardiomegalia pode ser erradamente diagnosticada **(Fig. 12)**. Por outro lado, os doentes com enfisema têm frequentemente um aumento cardíaco, embora o tamanho do coração pareça normal devido à distensão pulmonar **(121)**.

(Fig. 11) Radiografia póstero-anterior do tórax efectuada na posição vertical, no final da inspiração. Sete costelas anteriores são visualizadas acima do diafragma (pontas de seta pretas). O rácio cardiotorácico (C/T) corresponde à relação entre a largura do coração e a largura da cavidade torácica.

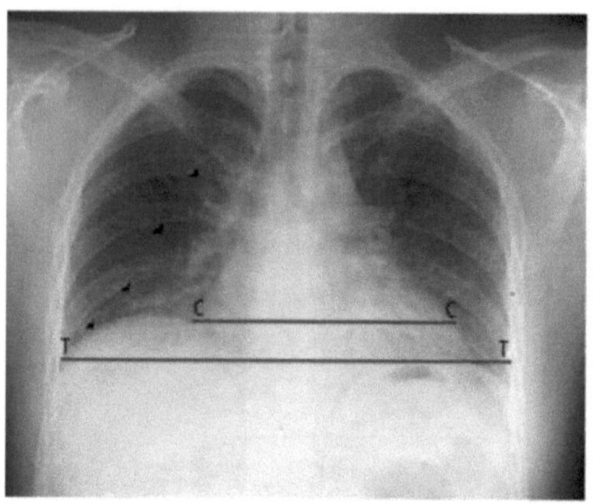

(Fig. 12) O mesmo paciente da **Figura 11** com radiografia de tórax efectuada no final da expiração. Quatro costelas anteriores são visualizadas acima do diafragma (pontas de seta pretas). O C/T não deve ser medido nestas condições porque está artificialmente aumentado e pode levar erradamente ao diagnóstico de cardiomegalia.

Aspeto típico e fisiopatologia da insuficiência cardíaca aguda

Na insuficiência cardíaca esquerda aguda, há um aumento progressivo da pressão venosa pulmonar. O primeiro estágio de elevação da hipertensão venosa, quando a pressão de cunha capilar pulmonar está entre 10 e 15 mm Hg. Para uma pressão de cunha capilar entre 15 e 25 mm Hg, observa-se uma redistribuição vascular do fluxo sanguíneo para os ápices e os vasos parecem maiores que os vasos basais **(Figs. 13 e 15).** Elevações modestas da pressão venosa pulmonar são acomodadas desta forma sem o desenvolvimento de edema pulmonar. Os sinais radiológicos são, portanto, linhas de Kerley correspondentes ao espessamento septal **(Figs. 14 e 15)** e nebulosidade peribroncovascular e hilar **(Fig. 16)**. As linhas de Kerley incluem as linhas de Kerley A situadas nos ápices e as linhas de Kerley B situadas nas bases. Se a pressão atingir um valor superior a 35 mm Hg, pode ocorrer edema pulmonar alveolar que produz uma síndrome alveolar bilateral numa distribuição medular, com preservação da periferia dos campos pulmonares, conhecida como padrão "asa de morcego" ou "borboleta" **(Figs. 17 e 18)**. O líquido também se acumula no espaço pleural **(Figs. 18 e 19)**. Os vasos linfáticos que estão presentes no tecido conjuntivo do compartimento intersticial são recrutados para aumentar a depuração do pulmão. O diagnóstico de insuficiência ventricular esquerda é, portanto, feito na presença de uma cardiomegalia associada a um dos sinais anteriores descritos acima **(121)**.

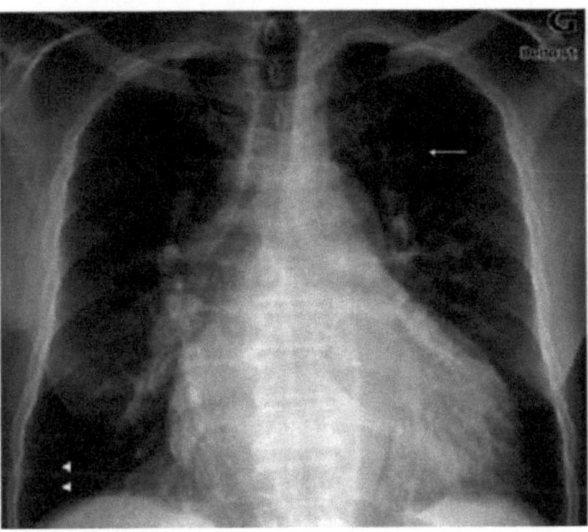

(Fig. 13). Radiografia póstero-anterior do tórax em posição vertical mostrando cardiomegalia, redistribuição vascular (seta) para os ápices e linhas de Kerley B bastante discretas (pontas de seta).

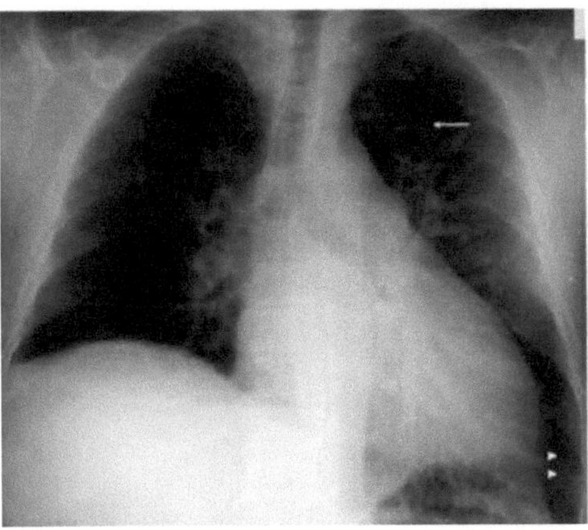

FIGURA 14. Radiografia póstero-anterior do tórax em posição vertical mostrando cardiomegalia marcada, redistribuição vascular (seta) e linhas de Kerley B (pontas de seta).

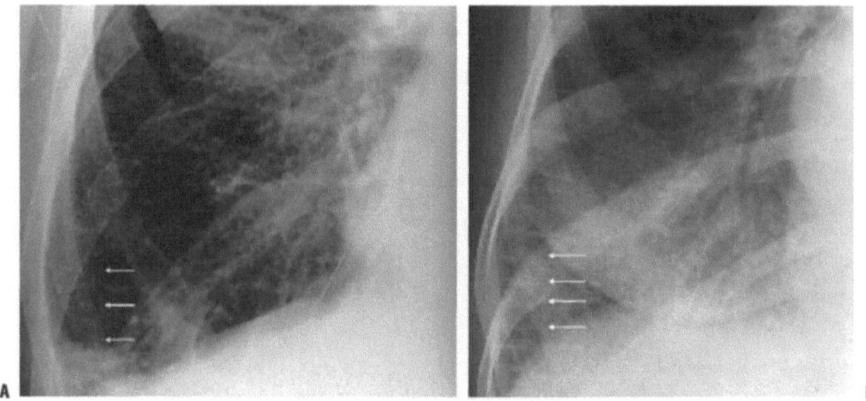

FIGURA 15. (A,B) Zoom na base direita mostrando as linhas Kerley B marcadas (setas).

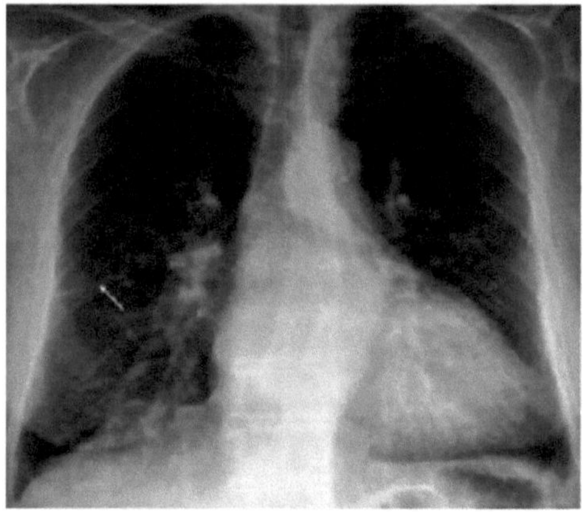

FIGURA 16. Radiografia de tórax em anteroposterior realizada em posição semi-ereta. O tamanho do coração está artificialmente aumentado, mas este doente tem cardiomegalia. As linhas de Kerley B estão associadas a nebulosidade peribroncovascular e hilar e espessamento da pequena fissura (seta), correspondendo a líquido no espaço pleural.

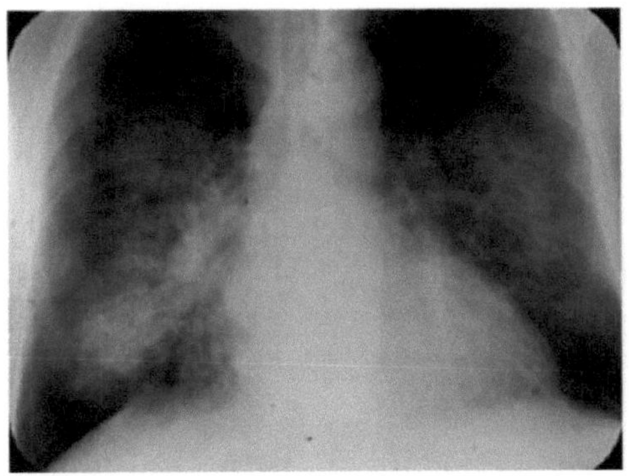

FIGURA 17. Radiografia antero-posterior do tórax mostrando espaço aéreo bilateral infiltrados numa distribuição medular, com preservação da periferia dos campos pulmonares, correspondendo a edema pulmonar alveolar agudo. A cardiomegalia está presente, embora seja sobrestimada devido à posição do doente.

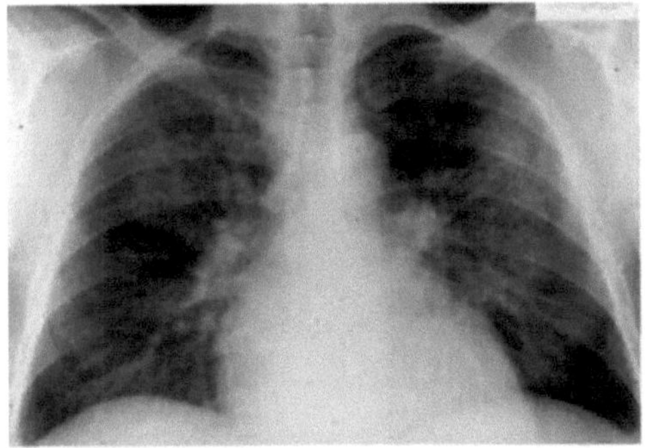

FIGURA 18. O mesmo paciente da **Figura 17**. Notar também a suavização dos ângulos costofrénicos devido à acumulação de líquido no espaço pleural.

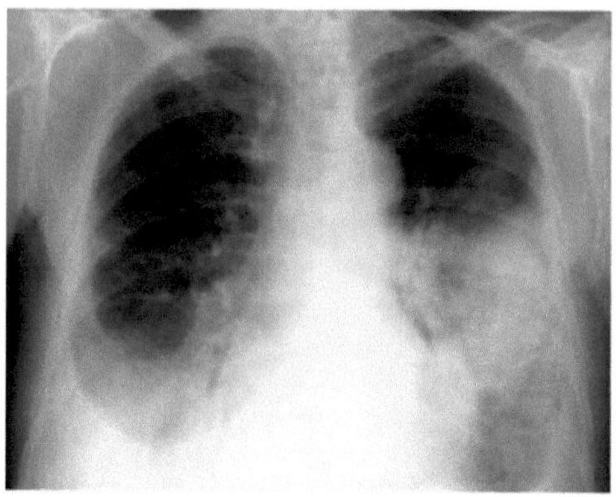

FIGURA 19. Radiografia de tórax mostrando um infiltrado assimétrico do espaço aéreo predominante no pulmão esquerdo associado a derrame pleural bilateral.

Achados radiográficos da pneumonia

Os critérios radiológicos para o diagnóstico de pneumonia estão bem definidos **(122)**. Foi registada a presença de consolidação alveolar ou não alveolar (isto é, intersticial ou combinação de alveolar e intersticial), cavitação, derrame pleural, broncograma aéreo, perda de volume e espessamento da parede peri-brônquica. A extensão do envolvimento, lobar ou não lobar, foi anotada, e também se um ou ambos os pulmões estavam envolvidos. Quaisquer anomalias não devidas a infeção.

Com base na descrição dos achados radiográficos, foram avaliados cinco grupos de diagnósticos radiográficos **(122)**:

- pneumonia
- doença das vias respiratórias (espessamento da parede peri-brônquica sem consolidação)
- caraterísticas pulmonares não infecciosas (anomalia do parênquima pulmonar não devida a infeção)
- caraterísticas não pulmonares (cardiomegalia e outras)
- normal (nenhum dos achados acima mencionados está presente)

Foram distinguidos quatro tipos de pneumonia:

- broncopneumonia (consolidação irregular, perda de volume, sem broncograma aéreo)

- pneumonia segmentar (consolidação com broncograma aéreo, localizada predominantemente num segmento)
- pneumonia multifocal (consolidação com broncograma aéreo, em dois ou mais lobos)
- pneumonia intersticial (espessamento peri-brônquico e sombreamento reticulonodular mal definido). Os sinais de infeção na radiografia do tórax foram definidos como: a presença de pneumonia (os quatro tipos de pneumonia acima descritos) ou a presença de doença das vias respiratórias **(122)**.

Limitação da radiografia do tórax

A radiografia de tórax pode apresentar algumas limitações no diagnóstico do edema pulmonar quando a apresentação é atípica. O edema alveolar nem sempre se distribui de maneira uniforme devido à gravidade. Observa-se predomínio do lobo inferior quando o paciente está de pé, e distribuição posterior é mais provável se o paciente estiver em decúbito dorsal. Quando o doente está deitado sobre um dos lados, o edema favorece o lado dependente. Doenças pulmonares coexistentes podem obscurecer o edema pulmonar. Por exemplo, o enfisema pode modificar aspectos do edema pulmonar alveolar e apresentar-se como uma síndrome alveolar assimétrica **(Figs. 17 e 18)** ou pode ser confundido com um processo intersticial. A destruição do leito vascular nas áreas enfisematosas do pulmão resulta no desenvolvimento de edema em áreas mais normais. O edema pulmonar pode também apresentar-se de forma diferente consoante a evolução da doença. Os doentes com elevações de longa data da pressão de cunha pulmonar, como a estenose mitral grave, sofrem uma remodelação das suas membranas alveolocapilares, o que protege o pulmão do edema pulmonar. A radiografia do tórax pode mostrar derrame pleural, mas pouca evidência de edema pulmonar. A cardiomegalia pode estar ausente, especialmente na insuficiência cardíaca diastólica com fração de ejeção subnormal (>40%) ou no edema pulmonar iatrogénico devido a sobrecarga de fluidos **(121)**.

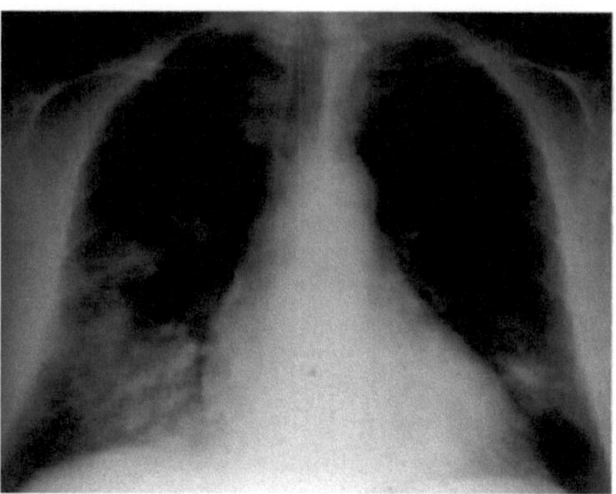

FIGURA 20. Radiografia do tórax que mostra um infiltrado assimétrico e irregular do espaço aéreo, predominante à direita.

A ecocardiografia é, de acordo com as diretrizes recentemente publicadas pelo American College of Cardiology/American Heart Association (ACC/AHA) para o diagnóstico e tratamento da insuficiência cardíaca (IC), "o teste de diagnóstico mais útil na avaliação de doentes com IC", devido à sua capacidade de fornecer, de forma precisa e não invasiva, medidas da função ventricular e avaliar as causas da doença cardíaca estrutural **(123)**.

Utilizações da ecocardiografia (124)

- Doença cardíaca valvular - disfunção valvular, acompanhamento de próteses valvulares.
- Função ventricular esquerda anormal - utilizada para avaliar qualquer causa subjacente e para estimar a fração de ejeção do ventrículo esquerdo (FEVE).
- Fibrilhação auricular - avalia a causa estrutural, o risco de tromboembolismo e a resposta provável à cardioversão por corrente contínua (CC).
- Doença cardíaca congénita.
- Cardiomiopatia.
- Endocardite infecciosa - incluindo a avaliação das lesões valvulares e da sua gravidade hemodinâmica.

- Após acidente vascular cerebral embólico - avaliar a possível fonte cardíaca.
- Doença pericárdica - presença de líquido e permite a drenagem guiada (e portanto segura) do líquido pericárdico no tamponamento cardíaco **(125)**.
- Doença da aorta torácica - aneurisma, dissecção (embora a TC seja uma alternativa).

Table (9) Some elements of echocardiogram results	
Left ventricular ejection fraction (LVEF)	• Indicator of left ventricular systolic function. • 60% LVEF is taken as 'normal'. • 40-55% LVEF - though abnormal - may be clinically insignificant.
Concentric left ventricle (LV) hypertrophy	• Thickened interventricular septum and posterior LV wall. • Occurs in hypertension and some cardiomyopathies (usually asymmetric hypertrophy).
Valvular stenosis or regurgitation	• Some laboratories will report as mild, moderate or severe and/or quantify it using various mechanisms.
Chamber sizes	• Usually given with normal ranges.
Differences in myocardial contraction	• Hypokinesis indicates diminished contraction - eg, ischaemic muscle. • Akinesis indicates absence of contraction - eg, infarcted tissue. • Dyskinesis indicates the myocardial wall bulges outwards during systole - also seen in infarcted tissue

CAPÍTULO 10

Metodologia

Conceção da investigação:

Este é um estudo descritivo que discute o papel da ultrassonografia pulmonar na diferenciação entre congestão pulmonar e infeção pulmonar em pacientes cardíacos pediátricos.

O estudo incluiu doentes cardíacos internados na enfermaria de cardiologia pediátrica durante 6 meses. Os seus dados foram completamente revistos e o seu tratamento registado e o diagnóstico traçado com uma pergunta direta: trata-se de congestão ou de infeção. Foi feita uma ecografia pulmonar para tentar assegurar o diagnóstico. Também foram avaliadas a radiografia do tórax e a correlação com o eco.

(De 1 de novembro de 2016 ao final de abril de 2017).

Critérios de inclusão

Doentes cardíacos de 1 mês a 16 anos de idade admitidos na unidade de cardiologia pediátrica com infeção respiratória ou manifestações de insuficiência cardíaca qualquer que seja a anomalia cardíaca.

Critérios de exclusão

Se o internamento se deve a uma causa neurológica ou do SNC.

Idade inferior a um mês.

CAPÍTULO 11

Os resultados

O estudo foi efectuado em crianças admitidas no serviço de cardiologia pediátrica do Hospital Pediátrico da Universidade de Assuit durante 6 meses e incluiu 60 casos.

A-Dados demográficos:

Tabela (I): Dados demográficos dos casos estudados

	Number	**Percentage**
Age:	N=60	
1 month-12 months	46	77%
1 - 5 years	10	17%
5-10 years	2	3%
>10 years	2	3%
Sex:	N=60	
Male	35	58%
Female	25	42%
Residence:	N=60	
Rural	38	63%
Urban	22	37%

A Tabela (I) apresenta os dados demográficos dos casos estudados:

Dos casos estudados, 58% eram do sexo masculino e 42% do sexo feminino.

De acordo com a distribuição, 77% dos casos tinham entre 1 mês e 12 meses, enquanto apenas 3% tinham idade superior a 10 anos. A média de idade ± DP foi de (17,33 ± 30,91) meses.

A maioria dos casos ocorreu na infância (77%), seguindo-se a faixa etária de 1-5 anos (17%) e, por último, a faixa etária de 5-10 anos e >10 anos (3%).

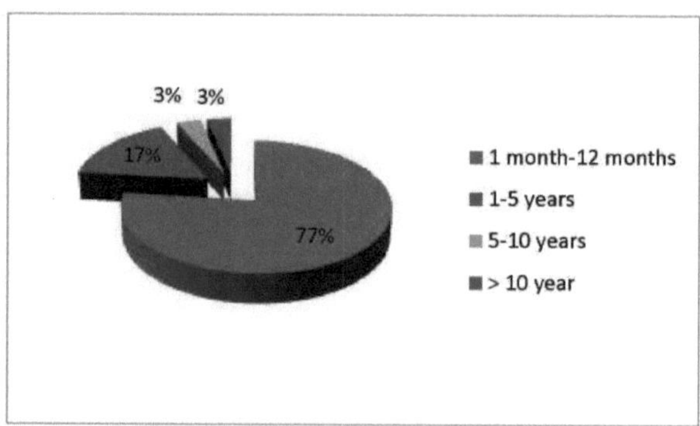

Fig. (1): Distribuição etária dos casos estudados

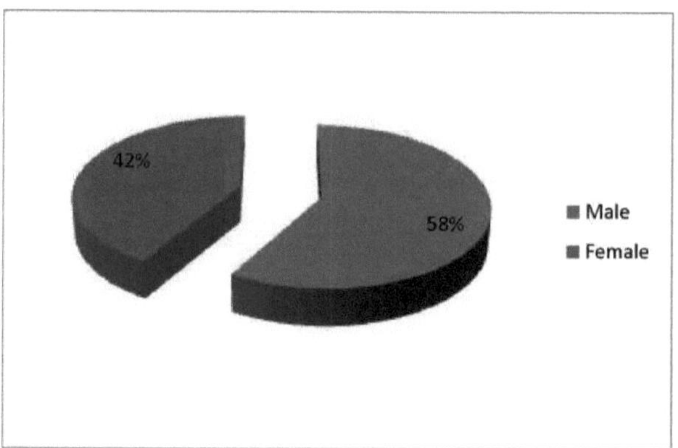

Fig. (2): Distribuição por sexo dos casos estudados

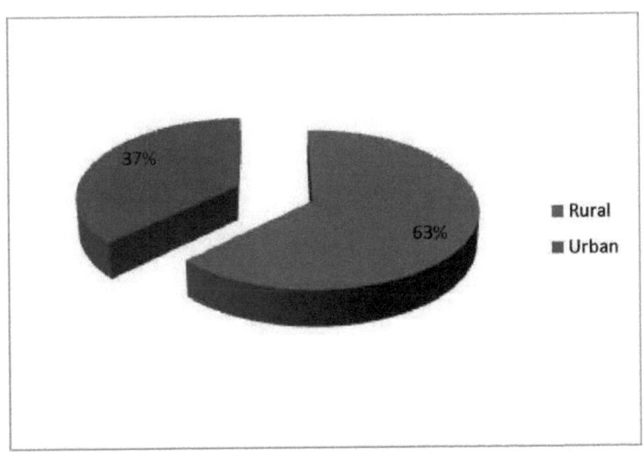

Fig. (3): Distribuição da residência dos casos estudados

Os homens são ligeiramente mais numerosos do que as mulheres nos casos estudados.

A maioria dos casos era proveniente das zonas rurais (63%).

B- História e sintomas apresentados nos pacientes estudados

History and presenting symptoms	*Total number of patients (60)*	
	No.	*%*
Shortness of breath	60	100
Fever	40	67
Poor feeding	45	75
Productive cough	16	27
Dry cough	44	73
Potential cyanosis	14	23
Permanent cyanosis	1	2
Orthopnea	8	13
Paroxysmal nocturnal dyspnea	5	8
Cyanotic spells	1	2
Generalized edema	1	2
Puffiness of eyes	22	37
Lower limb edema	19	32
Repeated hospital admission due to chest cause	31	52
Repeated hospital admission due to cardiac cause	31	52

Tabela (II): História e sintomas apresentados nos pacientes estudados

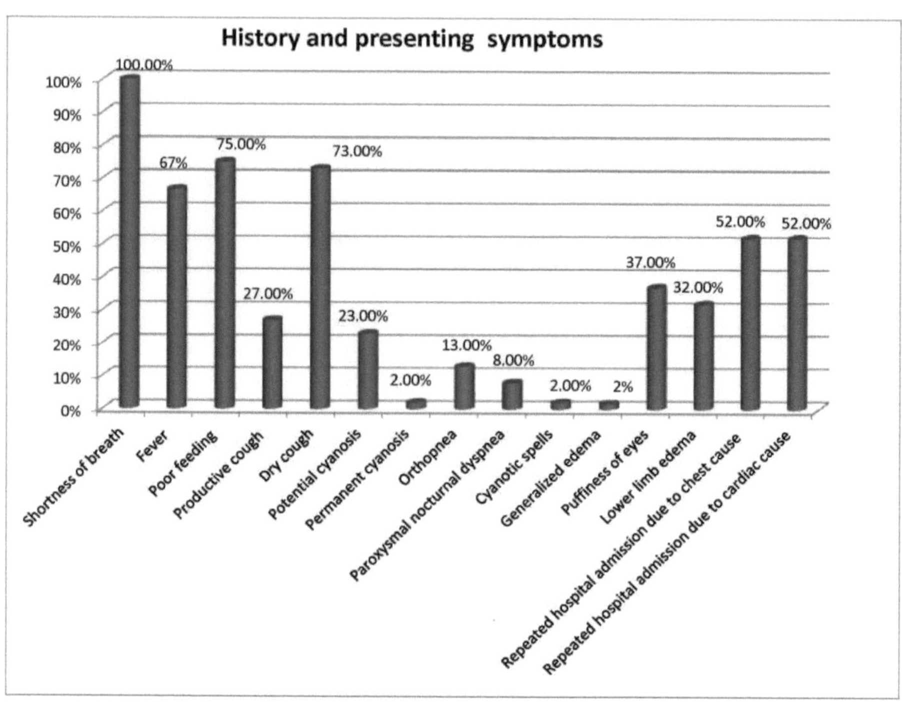

Fig (4): História e sintomas apresentados

Como se pode ver no **quadro (II)** e na **figura (4)**, em todos os casos, independentemente do diagnóstico, a principal queixa era a falta de ar. Seguiram-se dois sintomas quase no mesmo pé de igualdade: má alimentação 75% tosse seca 73% e febre 67%.

Também se verificou que dois sintomas eram iguais nos nossos casos estudados, internamento hospitalar repetido devido a causa torácica e internamento hospitalar repetido devido a causa cardíaca 52% cada.

C- Achados clínicos dos casos estudados

Examination	*Total number of patients (60)*	
	No.	*%*
Tachypnea	60	100
Tachycardia	39	65
Enlarged tender liver	23	38
Raised JVP	15	25
Ascites	1	2
Pallor	28	47
Hypotension	6	10
Vesicular breath sounds	53	88
Bronchial breathing	7	12
Fine crepitation	25	42
Wheezes	35	58
Decrease air entry	8	13
Hyperresonance on lung percussion	14	23
Murmurs	44	73
Pericardial pulsation	8	13
Clubbing	2	3
Mongloid facies	13	22

Tabela (III): **Achados clínicos dos casos estudados**

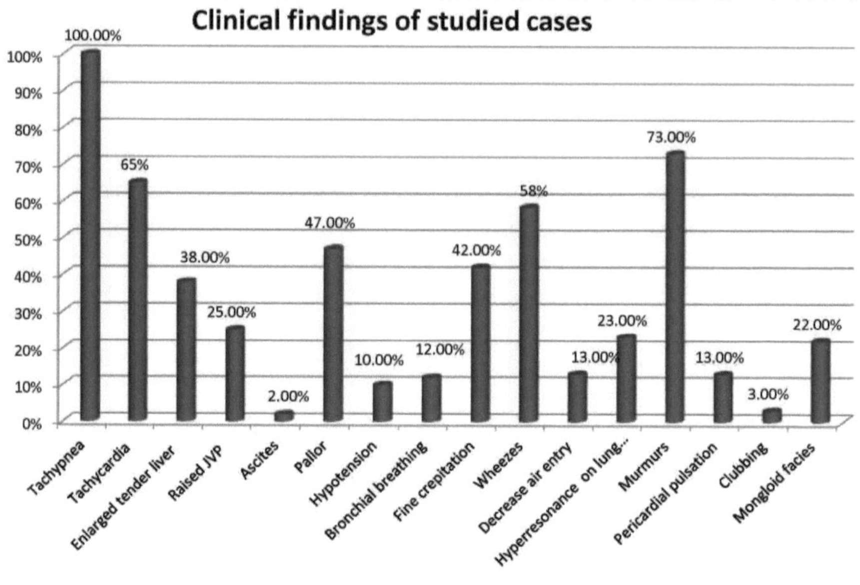

Fig (5): Achados clínicos dos casos estudados

Tal como na tabela anterior, o principal sintoma foi a falta de ar; também esta figura mostra que o principal sinal foi a taquipneia (100) %.

Sinais de insuficiência cardíaca como taquicardia (65%), fígado aumentado e sensível (38%) e JVP elevado (25%).

Os sinais de infeção torácica são também a pieira (58%), a crepitação fina (42%) e a respiração brônquica (12%)

D - Achados laboratoriais e radiológicos dos casos estudados

Laboratory and radiological findings	*Total patients number (60)*	
	No.	*%*
A profile on lung ultrasound	35	58
B profile on lung ultrasound	27	45
A&B profile	6	10
Hypoechoic areas on lung ultrasound	9	15
Right ventricular enlargement on ECHO	37	62
Left ventricular enlargement on ECHO	21	35
Valvular regurge on ECHO	27	45
Pulmonary hypertension on ECHO	9	15
Rosaries on CXR	1	2
Increase cardiothoracic ratio on CXR	45	75
pneumonic patches on CXR	49	82
Lobar consolidation on CXR	6	10
Increase bronchovascular makings on CXR	43	72
Pulmonary hypertension on ECG	10	17
Leukocytosis	21	35

Tabela (IV): Achados laboratoriais e radiológicos dos casos estudados

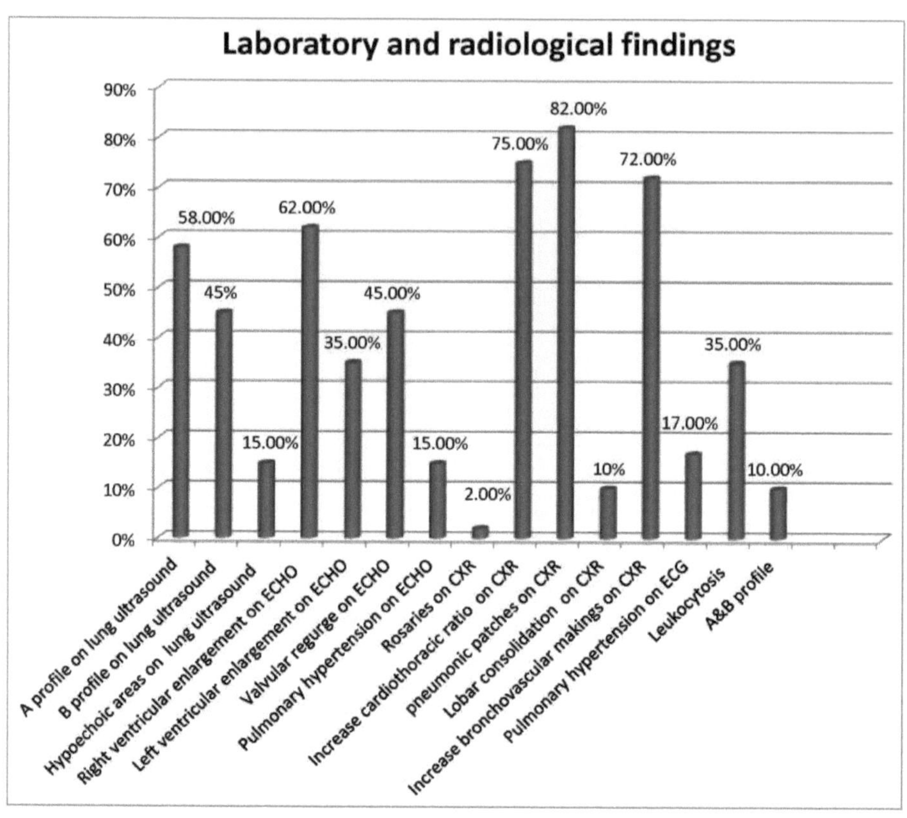

Fig (6): Resultados laboratoriais e radiológicos

Como se pode ver na **tabela (IV)** e na **figura (6)**, de acordo com os achados radiológicos da radiografia do tórax, foram encontradas manchas pneumónicas em 49 casos (82%), aumento do rácio cardiotorácico em 45 casos (75%), aumento dos vasos broncovasculares em 43 casos (72%) e consolidação lobar em 6 casos (10%).

De acordo com os achados radiológicos da ecocardiografia, foi encontrado aumento do ventrículo direito em 37 casos (62%), aumento do ventrículo esquerdo em 21 casos (35%), regurgitação valvular em 27 casos (45%) e hipertensão pulmonar em 9 casos (15%)

De acordo com os achados radiológicos da ecografia pulmonar; o perfil A foi encontrado em 35 casos (58%), o perfil B foi encontrado em 27 casos (45%), áreas hipoecóicas foram encontradas em 9 casos (15%), o perfil A&B foi encontrado em 6 casos (10%).

A leucocitose foi detectada em 21 casos (35%)

E - Gestão

Management	*Total patients number (60)*	
	No.	*%*
Antibiotics	60	100
Change of antibiotics during admission	18	30
Bronchodilators	24	40
Anti-failure medications	50	83
Mucolytics	7	12

Quadro (V): Resultados da gestão

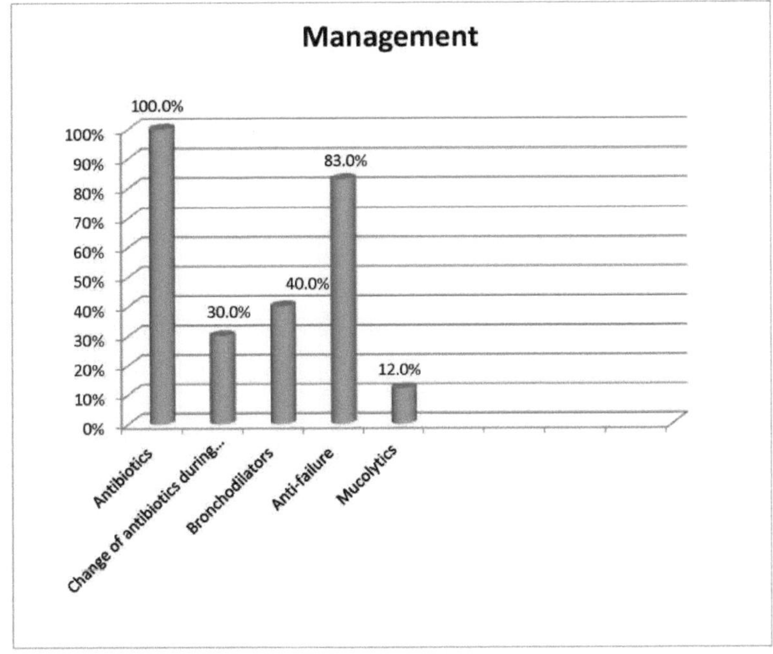

Fig (7): Resultados da gestão

Foram prescritos antibióticos em todos os casos, o que é a prática habitual na unidade, mas não é sensato. Todos os casos receberam ampicilina/sulbactam. Foi tomada a decisão de atualizar os antibióticos em 30% dos casos, sob a forma de ceftazidima em 5 casos, cefotaxima em 10 casos e cefepima em 3 casos. 50 casos (83%) estavam a ser medicados com antifailure. 36 casos já estavam a tomar medicação anti-falha antes da admissão. Em 14 casos, foram prescritos medicamentos antigripais recentemente.

F - Resultado dos casos estudados

Prognosis	***Total number of patients (60)***	
	No.	*%*
Clinical improvement and discharge	55	92
Death	5	8
Duration of admission in days	3 – 11	

Tabela (VI): Desfecho dos casos estudados

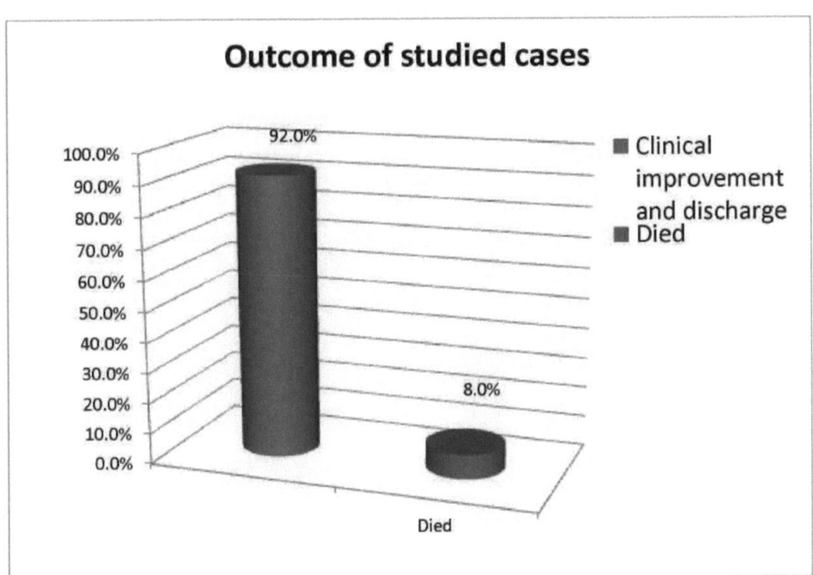

Fig (8): Resultado dos casos estudados

Como se pode ver na **tabela (VI) e** na **figura (8),** 55 casos (92%) melhoraram clinicamente e tiveram alta, enquanto 5 casos (8%) morreram por sofrerem de dificuldade respiratória grave. A duração do internamento variou entre 3 dias e 11 dias.

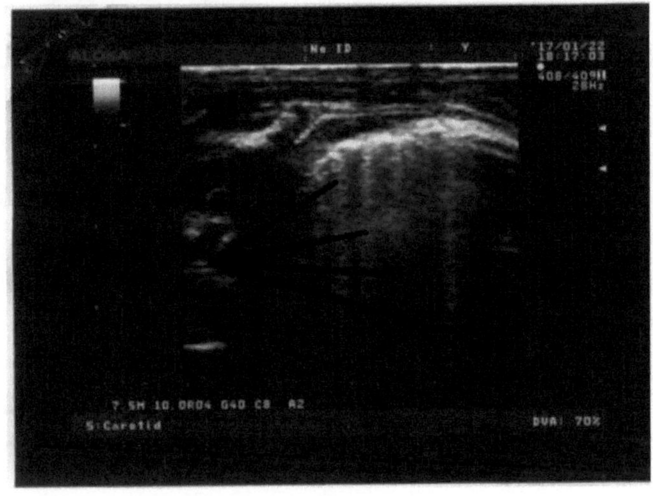

Fig (9): Linhas B múltiplas (linhas pretas)

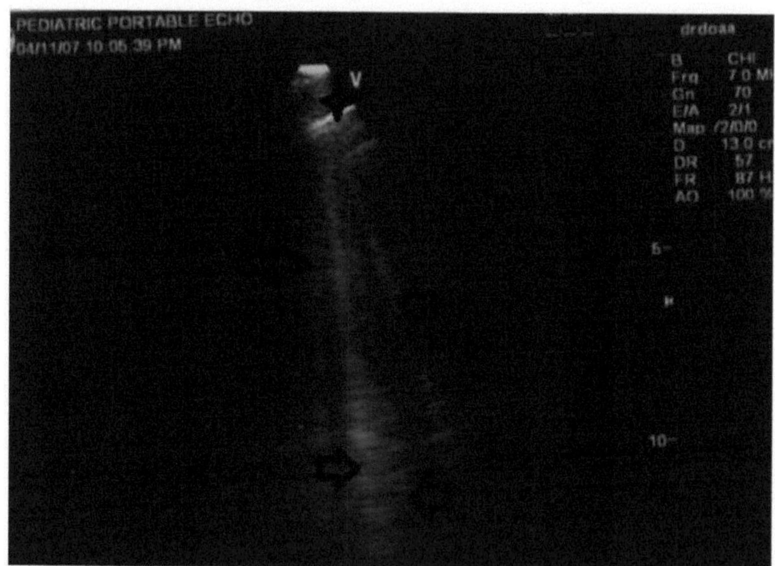

Fig (10): Múltiplas linhas B (setas pretas) e linha pleural (estrela preta)

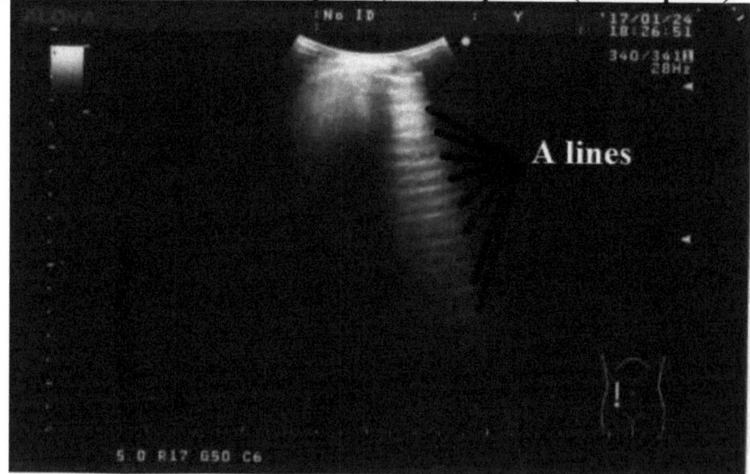

Fig (11): Linhas A múltiplas paralelas à linha pleural

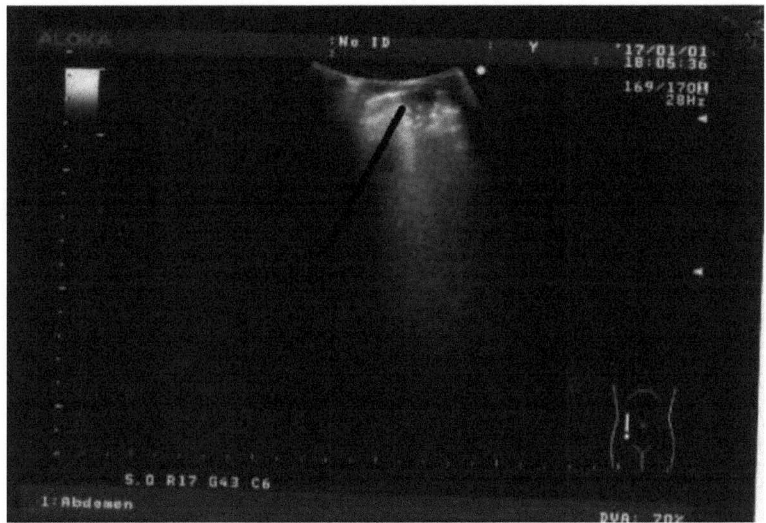

Fig (12): Consolidação pulmonar

CAPÍTULO 12

Discussão

Este é um estudo descritivo para discutir o papel da ultrassonografia pulmonar na diferenciação entre congestão pulmonar e infeção pulmonar em pacientes cardíacos pediátricos.

Este estudo foi realizado em doentes cardíacos internados na enfermaria de cardiologia pediátrica do Hospital Pediátrico da Universidade de Assiut durante 6 meses, entre 1 de novembro de 2016 e o final de abril de 2017, com idades compreendidas entre 1 mês e 16 anos, com infeção respiratória ou manifestações de insuficiência cardíaca, independentemente da anomalia cardíaca.

Os critérios de exclusão foram os seguintes: internamento por causa de doenças do sistema nervoso central e neonatos.

Este estudo incluiu 60 casos, 35 do sexo masculino (58%) e 25 do sexo feminino (42%). **Caiulo et al (127)**, que iniciaram um estudo semelhante, também registaram 53 casos do sexo masculino (52%) e 49 do sexo feminino (48%).

De acordo com a idade, neste estudo, a maioria dos casos ocorreu na infância em 77%, seguindo-se a faixa etária de 1-5 anos em 17%, por último 5-10 anos e >10 anos em 3% (média de 17,33 meses, DP ± 30,91).
No entanto, **Iorio et al (128)** referiram que as idades variavam entre os 2 meses e os 12,5 anos (média de 3,5 anos, desvio padrão ± 3,1), o que se deve à diferença na dimensão da amostra, uma vez que **Iorio et al (128)** incluíram 52 doentes pediátricos com pneumonia confirmada.

De acordo com a história e os sintomas apresentados neste estudo, verificou-se que em todos os casos, independentemente do diagnóstico, a principal queixa era a falta de ar. Seguiram-se dois sintomas quase idênticos: alimentação deficiente 75% e tosse seca 73%, seguida de febre 67%.

De acordo com o exame geral no presente estudo, verificou-se que o principal achado clínico foi a taquipneia em todos os casos (100%).

Neste estudo, os sinais de insuficiência cardíaca foram taquicardia (65%), fígado aumentado e sensível (38%), inchaço dos olhos (37%), edema dos membros inferiores (32%) e aumento da pressão intravenosa (25%).

Os resultados estão de acordo com **N. Jayaprasad (129)**, que relatou que as caraterísticas clínicas sugestivas de insuficiência cardíaca em bebés incluem taquipneia, dificuldade de alimentação e diaforese. Irritabilidade com a alimentação, sudorese e até mesmo recusa de alimentação também são comuns.

Também o estudo de **D. Masarone et al (130)** relatou que a apresentação típica da insuficiência cardíaca em bebés e crianças pequenas é a dificuldade em alimentar-se, enquanto que em crianças mais velhas e na adolescência: fadiga, falta de ar, taquipneia e intolerância ao exercício foram os principais sintomas. A dor abdominal, a oligúria e o edema das pernas podem estar presentes.

Os sinais de infeção do tórax neste estudo foram sibilos (58%), principalmente depois vêm crepitações finas (42%), seguidas de respiração brônquica (12%) e diminuição da entrada de ar (13%).

Este facto coincide com o de **Qiang Qin e Kun-ling Shen (131)**, que referem que os achados do exame em casos suspeitos de pneumonia incluem crepitações (também chamadas crepitações); diminuição dos sons respiratórios, respiração brônquica (achados que indicam parênquima pulmonar consolidado); pieira (mais comum na pneumonia causada por bactérias e vírus atípicos).

Atualmente, o Hospital Pediátrico da Universidade de Assiut não dispunha de meios para detetar o tipo de pneumonia de acordo com o organismo, mas esperava-se que as pieira fossem de origem viral.

Também se verificou que dois sintomas eram iguais nos nossos casos estudados, internamento hospitalar repetido devido a causa torácica e internamento hospitalar repetido devido a causa cardíaca 52% cada.

F. Healy et al (132) referem que a infeção do trato respiratório em crianças com doença coronária é uma causa importante de morbilidade e mortalidade, incluindo insuficiência respiratória, ventilação mecânica prolongada e hospitalização. Estes doentes têm frequentemente muitos factores que contribuem para aumentar o risco de infeção do trato respiratório, incluindo desnutrição, aspiração, duração prolongada da intubação traqueal e/ou ventilação mecânica e utilização prévia de antibióticos de largo espetro que inibem a flora intestinal. Isto confirma que o foco principal do presente estudo é diferenciar entre insuficiência cardíaca e infeção torácica.

A palidez foi encontrada em 47% dos nossos casos estudados, o que está de acordo com **D. Masarone et al (130)**, que referem que o hemograma completo é útil para avaliar a anemia, que pode causar ou agravar a insuficiência cardíaca.

Os resultados da LUS neste estudo mostraram que o perfil A foi encontrado em 35 casos (58%), no entanto, em **Bitar et al (133)**, o perfil A foi encontrado em 14 doentes de um total de 61 doentes (23%), uma vez que registaram 61 doentes durante um período de 6 meses. A média de idade foi de 66,8 anos, com diagnóstico prévio de edema pulmonar.

O perfil B foi encontrado em 27 casos (45%), o que está de acordo com **Caiulo et al (127)** que mostrou linhas B em 59 pacientes (55%).

No entanto, em **Bitar et al (133)**, o perfil B foi encontrado em 47 doentes de um total de 61 doentes (77%). Isto é como mencionado anteriormente.
E. Platz, et al (134) relataram que as linhas B foram encontradas em 32% dos casos estudados.

Neste estudo, foram encontradas áreas hipoecogénicas em 9 casos (15%); no entanto, **Caiulo et al (127)** mostraram consolidações pulmonares em 65 casos (78%), tendo incluído 89 doentes a quem foi previamente diagnosticada pneumonia.
O perfil A&B foi encontrado em 6 casos (10%).
A LUS parecia ser normal em 3 casos (5%), o que está de acordo com **Caiulo et al (127)** que mostrou que a LUS parecia ser normal em 1/89 crianças com pneumonia.

Os achados do RX no presente estudo mostraram que foram encontradas manchas pneumónicas em 49 casos (82%), aumento do rácio cardiotorácico em 45 casos (75%), aumento dos vasos broncovasculares em 43 casos (72%) e consolidação lobar em 6 casos (10%).

Neste estudo, três pacientes com consolidação negativa na radiografia de tórax foram positivos com áreas hipoecóicas na USL.

No entanto, **Iorio et al (128)** demonstraram que a radiografia torácica detectou pneumonia em 25 doentes (86,2%), uma vez que incluíram 29 doentes aos quais tinha sido previamente diagnosticada pneumonia.
De acordo com os achados radiológicos do ecocardiograma neste estudo, foi encontrado aumento do ventrículo direito em 37 casos (62%), aumento do ventrículo esquerdo em 21 casos (35%), regurgitação valvular em 27 casos (45%) e hipertensão pulmonar em 9 casos (15%).

Os resultados do estudo estão de acordo com **Kirkpatrick et al (135)**, que referem que a insuficiência cardíaca é classicamente descrita como uma disfunção do ventrículo esquerdo (VE) que leva à congestão e à redução da perfusão sistémica, manifestando-se mais frequentemente de forma sintomática como dispneia e fadiga.

A leucocitose foi encontrada em 21 casos (35%) no nosso estudo, o que está de acordo com **D. Masarone et al (130)**, que mencionaram que a leucocitose pode resultar de stress ou sinal de uma infeção subjacente.

De acordo com a direção deste estudo, foram prescritos antibióticos de base em todos os casos, o que é a prática habitual na unidade. É uma pena fazê-lo, mas era uma obrigação porque a infeção bacteriana é endémica na localidade& para proteger contra a infeção adquirida no hospital. Todos os casos receberam Ampicilina/sulbactam. Foi tomada a decisão de atualizar os antibióticos em 30% dos casos, sob a forma de ceftazidima em 5 casos, cefotaxima em 10 casos e cefepima em 3 casos. 50 casos (83%) estavam a tomar medicação anti-falha. 36 casos já estavam a tomar medicação anti-falha antes da admissão. Em 14 casos, foram prescritos medicamentos antigripais recentemente. Neste estudo, 55 casos (92%) melhoraram clinicamente e tiveram alta, enquanto 5 casos (8%) morreram por sofrerem de dificuldade respiratória grave. Três casos morreram devido a infeção torácica fulminante e dois casos morreram devido a insuficiência cardíaca e choque cardiogénico. A duração da admissão variou entre 3 dias e 11 dias.

Em congruência com o estudo de **C.C. Engelings et al (136)**, que referiu que as principais causas de morte nas cardiopatias congénitas eram a insuficiência cardíaca e a morte súbita cardíaca.

Relativamente aos resultados anteriores, tanto quanto sabemos, este é um estudo único que utiliza a combinação entre a história, o exame físico e investigações como a ecografia pulmonar, a ecocardiografia, o hemograma completo e a radiografia torácica. Este estudo tem vários pontos fortes e um trabalho único. Foram incluídas 60 crianças com idades compreendidas entre 1 mês e 16 anos e foram realizados todos os exames num hospital terciário movimentado, o que sugere que o sonar torácico pode ser uma abordagem útil. Também neste trabalho havia dois especialistas; um em ecocardiografia e outro em ultrassom pulmonar. Acredita-se que a ultrassonografia pulmonar possa diagnosticar por si só edema pulmonar, pneumonia, aprisionamento de ar, até mesmo derrame pleural e pneumotórax, sem o uso de outras modalidades, como radiografia de tórax e tomografia computadorizada de tórax. A principal limitação da radiografia é o risco de danos provocados pela radiação ionizante.

A utilização cega de antibióticos deve ser evitada, uma vez que pode ser a causa da resistência aos medicamentos e de infecções torácicas repetidas em doentes cardíacos **(132)**, como já foi referido.

CAPÍTULO 13
Conclusão

Em conclusão, a ecografia pulmonar apresenta uma elevada fiabilidade e precisão no diagnóstico de pneumonia, congestão pulmonar, edema pulmonar, aprisionamento aéreo, e a possibilidade de um seguimento até à resolução completa da doença pulmonar, sem exposição a radiações nocivas. Pode ser repetido em qualquer altura. Se necessário, a RXC pode sempre ser efectuada, mas acredita-se na utilização de rotina (primeira abordagem) da LUS em crianças quando há suspeita de pneumonia, congestão pulmonar, edema pulmonar e aprisionamento aéreo, com o objetivo de limitar a utilização da RXC apenas aos casos complicados.

CAPÍTULO 14

R ecomendações

1-Aplicação da ultrassonografia pulmonar na enfermaria de cardiologia pediátrica para diagnosticar ou confirmar o diagnóstico de infeção torácica, aprisionamento de ar, congestão pulmonar até edema pulmonar.

2- Diferenciar qual a melhor linha de tratamento para os doentes, antibióticos ou broncodilatadores ou medicação anti-falha, evitando o uso cego de antibióticos.

3-Esperança de aplicar o LUS como abordagem diurna e nocturna para o progresso da medicação anti-falha e ajudar a mudar a linha de tratamento juntamente com outras ferramentas como os biomarcadores e o índice da veia cava inferior**(137)**.

1- **Volpicelli G, Cardinale L, Garofalo G e Veltri A** Utilidade da ecografia pulmonar na distinção, à cabeceira, entre edema pulmonar e exacerbação da DPOC. Emerg Radiol 2008;15:145-151.

2- **Lichtenstein DA e Meziere GA** Relevância da ecografia pulmonar no diagnóstico da insuficiência respiratória aguda: o protocolo BLUE. Chest 2008; 134:117-125.

3- **Trezzi M, Torzillo D, Ceriani E, Costantino G et al.** Ultrassonografia pulmonar para a avaliação da variação rápida da água extravascular: evidências de pacientes em hemodiálise. Intern Emerg Med 2013; 8:409-415.

4- **Gheorghiade M, Follath F, Ponikowski P, Barsuk JH et al.** Sociedade Europeia de Cardiologia; Sociedade Europeia de Medicina Intensiva. Assessing and grading congestion in acute heart failure: a scientific statement from the acute heart failure committee of the heart failure association of the European Society of Cardiology and endorsed by the European Society of Intensive Care Medicine. Eur J Heart Fail. 2010;12:423-33.

5- **Gheorghiade M, Abraham WT, Albert NM, Greenberg BH et al.** Systolic blood pressure at admission, clinical characteristics, and outcomes in patients hospitalized with acute heart failure. JAMA. 2006;296:2217-26.

6- **Picano E, Gargani L and Gheorghiade M**. Why, when, and how to assess pulmonary congestion in heart failure: pathophysiological, clinical, and methodological implications. Heart Fail Rev. 2010;15:63-72.

7- **Gattis WA, O'Connor CM, Gallup DS, Hasselblad V et al**. Iniciação pré-alta do carvedilol em doentes hospitalizados por insuficiência cardíaca descompensada: resultados do ensaio de gestão pré-alta: processo de avaliação da terapêutica com carvedilol na insuficiência cardíaca (IMPACT-HF). J Am Coll Cardiol. 2004;43:1534-41.

8- **Volpicelli G, Elbarbary M, Blaivas M, Lichtenstein DA, et al**. International Liaison Committee on Lung Ultrasound (ILC-LUS) para a Interna tional Consensus Conference on Lung Ultrasound (ICC-LUS). Recomendações internacionais baseadas em evidências para ultrassom pulmonar no local de atendimento. Intensive Care Med. 2012;38:577-91.

9- **Pivetta E, Goffi A, Lupia E, Tizzani M, et al**. Diagnóstico de insuficiência cardíaca aguda descompensada no departamento de emergência implementado por ultrassom LUng - um estudo multicêntrico simeu. Chest. 2015;148(1):202-10.

10- **Bhalla S, Javidan-Nejad C, Bierhals AJ, Woodard PK, et al**. TC na avaliação de doenças cardíacas congénitas em crianças, adolescentes e jovens adultos. Curr Treat Options Cardiovasc Med 2008;10:425-32.

11- **Aburawi EH**. The burden of congenital heart disease in Libya.bLibyan J Med 2006;1:120-2.

12- **Hoffman JI e Kaplan S**. The incidence of congenital heart disease (A incidência de doença cardíaca congénita). J Am Coll Cardiol 2002;39:1890-900.

13-Patra **S, Rama Sastry UMK, Mahimaiha J, Subramanian AP, et al**. Espectro da cardiopatia congénita cianótica diagnosticada por avaliação ecocardiográfica em doentes atendidos na clínica de cardiologia pediátrica de um centro terciário de cuidados cardíacos. Cardiol Young 2015;25:861-7.

14- **Hoffmans R, Sta" deli R and Basler K**. Pygopus and legless provide essential transcriptional coactivator functions to armadillo/betacatenin. Curr Biol 2005;15:1207-11.

15-Thienpont **B, Mertens L, de Ravel T, Eyskens B, et al**. Os desequilíbrios cromossómicos submicroscópicos detectados por array-CGH são uma causa frequente de defeitos cardíacos congénitos em doentes selecionados. Eur Heart J 2007;28:2778-84.

16- **Susic D, Lippton H, Knight M e Frohlich ED**. Cardiovascular effects of nonproteolytic activation of prorenin. Hypertension 2006;48:e113.

17-Rychik **J, Ayres N, Cuneo B, Gotteiner N, et al**. American Society of Echocardiography guidelines and standards for performance of the fetal echocardiogram. J Am Soc Echocardiogr 2004;17:803-10.

18-Bajolle **F., Zaffran S. and Bonnet D**. Genetics and embryological mechanisms of congenital heart diseases.Arch Cardiovasc Dis. 2009;102(1):59-63.

19-Society **of Thoracic Surgeons National Congenital Heart Surgery Database Committee**. Actas da Conferência Internacional de Nomenclatura e Base de Dados para Cirurgia Cardíaca Pediátrica, 1998-1999. Ann Thorac Surg 2000;69:1-372.

20-Talner **NS**. A fisiologia das cardiopatias congénitas. In: The Science and Practice of Pediatric Cardiology, 2nd ed, Garson A, Bricker TJ, Fisher DJ, Neish SR (Eds), Williams and Wilkins, Baltimore 1998. p.1107.

21-Yau **KI, Fang LJ e Wu MH**. Mecânica pulmonar em bebés com doença cardíaca congénita com shunt esquerdo-direito. Pediatr Pulmonol 1996; 21:42.

22- **Vincent RN, Lang P, Elixson EM, et al**. Medição da água pulmonar extravascular em bebés e crianças após cirurgia cardíaca. Am J Cardiol 1984; 54:161.

23-Baraldi **E, Filippone M, Milanesi O, et al**. Mecânica respiratória em bebés e crianças pequenas antes e depois da reparação de shunts da esquerda para a direita. Pediatr Res 1993; 34:329.

24- **Buchhorn R, Hammersen A, Bartmus D e Bursch J**. A patogénese da insuficiência cardíaca em bebés com doença cardíaca congénita. Cardiol Young 2001; 11:498.

25-Wu **JR, Chang HR, Huang TY, Chianng CH, et al**. Redução da densidade de receptores beta-adrenérgicos de linfócitos em bebés e crianças com insuficiência cardíaca secundária a doença cardíaca congénita. Am J Cardiol 1996; 77:170.

26- **Koch A, Zink S e Singer H**. Peptídeo natriurético do tipo B em pacientes pediátricos com doença cardíaca congénita. Eur Heart J 2006; 27:861.

27- **Cameron JW, Rosenthal A e Olson AD**. Malnutrition in hospitalized children with congenital heart disease. Arch Pediatr Adolesc Med 1995; 149:1098.

28- **Puhakka K, Rasanen J, Leijala M e Peltola K**. Metabolic effects of corrective surgery in infants and children with congenital heart defects. Br J Anaesth 1993; 70:149.

29- **Haworth SG**. Hipertensão pulmonar na infância. Eur Respir J 1993; 6:1037.

30- **Vincent JA, Ross RD, Kassab J, et al**. Relação da endotelina plasmática elevada na cardiopatia congénita com o aumento do fluxo sanguíneo pulmonar. Am J Cardiol 1993; 71:1204.

31-Celermajer **DS, Cullen S e Deanfield JE**. Impairment of endotheliumdependent pulmonary artery relaxation in children with congenital heart disease and abnormal pulmonary hemodynamics. Circulation 1993; 87:440.

32- **Farrell AG, Schamberger MS, Olson IL e Leitch CA**. Large left-to-right shunts and congestive heart failure increase total energy expenditure in infants with ventricular septal defect. Am J Cardiol 2001; 87:1128.

33-Navas **L, Wang E, de Carvalho V e Robinson J**. Melhoria dos resultados da infeção pelo vírus sincicial respiratório numa população hospitalizada de alto risco de crianças canadianas. Rede Colaborativa de Investigadores Pediátricos sobre Infecções no Canadá. J Pediatr 1992; 121:348.

34- **Lister G, Hellenbrand WE, Kleinman CS e Talner NS**. Physiologic effects of increasing hemoglobin concentration in left-to-right shunting in infants with ventricular septal defects. N Engl J Med 1982; 306:502.

35-Cotter **G, Metra M, Milo-Cotter O, Dittrich HC, et al**. Fluid overload in acute heart failure -re-distribution and other mechanisms beyond fluid accumulation. Eur J Heart Fail. 2008;10:165-9.

36-Nieminen **MS, Bo"hm M, Cowie MR, Drexler H, et al**. Grupo de Trabalho sobre

Insuficiência Cardíaca Aguda da Sociedade Europeia de Cardiologia; A Sociedade Europeia de Medicina Intensiva (ESICM). Diretrizes de Prática Clínica para o Diagnóstico e Tratamento da Insuficiência Cardíaca Aguda. Versão curta. Rev Esp Cardiol. 2005; 58: 389-429.

37-Gheorghiade **M, Follath F, Ponikowski P, Barsuk JH, et al**. Assessing and grading congestion in acute heart failure: a scientific statement from the acute heart failure committee of the heart failure association of the European society of cardiology and endorsed by the European society of intensive care medicine. Eur J Heart Fail. 2010;12:423-33.

38-Bernard **GR, Artigas A, Brigham KL, Carlet J, et al**. A Conferência de Consenso Americano-Europeu sobre SDRA. Definições, mecanismos, resultados relevantes e coordenação de ensaios clínicos. Am J Respir Crit Care Med. 1994;149:818-24.

39-Fein **A, Grossman RF, Jones JG, Overland E, Pitts L,, et al.** The value of edema fluid protein measurement in patients with pulmonary edema. Am J Med. 1979;67:32-8.

40-Filippatos **G, Hughes WF, Qiao R, Sznajder JI, et al**. Mechanisms ofliquid flux across pulmonary alveolar epithelial cell monolayers. In Vitro Cell Dev BiolAnim. 1997;33:195-200

41-West **JB e Mathieu-Costello O**. Strength of the pulmonary blood-gas barrier. RespirPhysiol. 1992;88:141-8.

42-West **JB, Tsukimoto K, Mathieu-Costello O e Prediletto R**. Stress failure in pulmonary capillaries. J Appl Physiol. 1991;70:1731-42.

43-Tsukimoto K, Yoshimura N, Ichioka M, Tojo N, et al. Concentrações de proteínas, células e LTB4 do fluido de edema pulmonar produzido por altas pressões capilares em coelho. J Appl Physiol. 1994;76:321-7.

44- **Elliott AR, Fu Z, Tsukimoto K, Prediletto R, et al**. Reversibilidade a curto prazo das alterações ultra-estruturais nos capilares pulmonares causadas por falha de tensão. J Appl Physiol. 1992;73: 1150-8.

45- **Sprung CL, Rackow EC, Fein IA, Jacob AI, et al**. The spectrum of pulmonary edema: differentiation of cardiogenic, intermediate, and noncardiogenic forms of pulmonary edema. Am Rev Respir Dis. 1981;124:718-22.

46- **Hermans C e Bernard A**. Lung epithelium-specific proteins: characteristics and potential applications as markers. Am J Respir Crit Care Med. 1999;159:646-78.

47- **Doyle IR, Nicholas TE e Bersten AD**. Partitioning lung and plasma proteins: circulating surfactant proteins as biomarkers of alveolocapillary permeability. ClinExpPharmacolPhysiol. 1999;26:185-97.

48- **De Pasquale CG, Arnolda LF, Doyle IR, Aylward PE, et al**. Circulating surfactant protein-B levels increase acutely in response to exercise induced left ventricular dysfunction. Clin Exp Pharmacol Physiol. 2005;32:622-7.

49- **De Pasquale CG, Arnolda LF, Doyle IR, Grant RL, Aylward PE, Bersten AD**. Prolonged alveolocapillary barrier damage after acute cardiogenic pulmonary edema. Crit Care Med. 2003;31:1060-7.

50- **Magri' D, Brioschi M, Banfi C, Schmid JP, et al**. Circulating plasma surfactant protein type B as biological marker of alveolar-capillary barrier damage in chronic heart failure. Circ Heart Fail. 2009;2:175-80.

51- **Haupt MT**. Edema pulmonar cardiogénico: uma doença inflamatória? Crit Care Med. 2003;31:1282-3.

52-Nakos **G, Pneumatikos J, Tsangaris I, Tellis C, et al**. Proteínas e fosfolípidos em BAL de doentes com edema pulmonar hidrostático. Am J Respir Crit Care Med. 1997;155:945-51.

53-Cohen **AB, Stevens MD, Miller EJ, Atkinson MA, et al**. Neutrophilactivating peptide-2 in patients with pulmonary edema from congestive heart failure or ARDS. Am J Physiol. 1993;264:490-5.

54-Filippatos **G, Leche C, Sunga R, Tsoukas A, et al**. Expression of FAS adjacent to fibrotic foci in the failing human heart is not associated with increased apoptosis. Am J Physiol. 1999;277(2 Pt 2):H445 51.

55-Birukov **KG**. Cyclic stretch, reactive oxygen species, and vascular remodeling. AntioxidRedox Signal. 2009;11:1651-67.

56-Tsukimoto **K, Mathieu-Costello O, Prediletto R, Elliott AR, et al**. Ultrastructural appearances of pulmonary capillaries at high transmural pressures. J Appl Physiol 1991;71:573-82.

57-Ware **LB e Matthay MA**. Clinical practice. Edema pulmonar agudo. N Engl J Med 2005; 353:2788.

58-Gropper **MA, Wiener-Kronish JP e Hashimoto S**. Edema pulmonar cardiogénico agudo. ClinChestMed 1994; 15:501.

59-West **JB e Mathieu-Costello O**. Vulnerabilidade dos capilares pulmonares na doença cardíaca. Circulation 1995; 92:622.

60-Rimoldi **SF, Yuzefpolskaya M, Allemann Y e Messerli F**. Flash pulmonary edema. Prog Cardiovasc Dis 2009; 52:249.

61-Szidon **JP**. Pathophysiology of the congested lung. Cardiol Clin 1989; 7:39.

62-Robert **L**, Pulmonary Edema, p: 2061:2062, Nelson textbook of pediatrics, twentieth edition, Robert M., Copyright © 2016by Elsevier, Inc.

63-Bernstein **D**, Heart Failure, p: 2282:2287, Nelson textbook of pediatrics, twentieth edition, Robert M., Copyright © 2016by Elsevier, Inc.

64- **Hunt SA, Abraham WT, Chin MH, et al**, e a Fundação do Colégio Americano de Cardiologia; Associação Americana do Coração. 2009 Focused update incorporated into the ACC/AHA 2005 guidelines for the diagnosis and management of heart failure in adults: a report of the American College of Cardiology Foundation/American Heart Association Task Force on practice guidelines developed in collaboration with the International Society for Heart and Lung Transplantation. *J Am Coll Cardiol*. 2009 Apr 14. 53(15):el-e90.

65-Lindenfeld **J, Albert NM, Boehmer JP, Collins SP, et al**. Diretriz prática abrangente para a insuficiência cardíaca da HFSA 2010. *J Card Fail*. 2010 Jun. 16(6):e1-194.

66- **Lam CS, Lyass A, Kraigher-Krainer E, et al.** Disfunção cardíaca e disfunção não cardíaca como precursores de insuficiência cardíaca com fração de ejeção reduzida e preservada na comunidade. *Circulation*. 2011 Jul 5. 124(1):24-30.

67- **Lipshultz SE, Sleeper LA, Towbin JA, et al**. A incidência da cardiomiopatia pediátrica em duas regiões dos Estados Unidos. N Engl J Med 2003; 348:1647.

68- **Hollander SA, Addonizio LJ, Chin C, et al**. Queixas abdominais como uma primeira apresentação comum de insuficiência cardíaca em adolescentes com cardiomiopatia dilatada. Am J Emerg Med 2013; 31:684.

69- **Ho KK, Pinsky JL, Kannel WB e Levy D**. The epidemiology of heart failure: the Framingham Study. *J Am Coll Cardiol*. 1993 Oct. 22(4 Suppl A):6A-13A

70- **Russell et al,** New York Heart Association functional class predicts exercise parameters in the current era, American Heart Journal, Volume 158, Número 4, 2009.

71-Lindenfeld **J, Albert NM, Boehmer JP, et al,** para a Heart Failure Society of America. Executive summary: HFSA 2010 comprehensive heart failure practice guideline. J Card Fail. 2010 Jun. 16(6):e1-194.

72-Mani **CS e Murray DL.** Pneumonia aguda e suas complicações. In: Principles and Practice of Pediatric Infectious Diseases, 4th, Long SS, Pickering LK, Prober CG (Eds), Elsevier Saunders, Edinburgh 2012. p.235.

73-Lemaıtre **C, Angoulvant F, Gabor F, et al.** Pneumonia necrotizante em crianças: relato de 41 casos entre 2006 e 2011 num centro de cuidados terciários francês. Pediatr Infect DisJ 2013; 32:1146.

74-Boyer **KM. Pneumonia não bacteriana.** In: Textbook of Pediatric Infectious Diseases, 6th ed, Feigin RD, Cherry JD, Demmler-Harrison GJ, Kaplan SL (Eds), Saunders, Philadelphia 2009. p.289.

75-Byington **CL e Bradley JS.** Pneumonia pediátrica adquirida na comunidade. In: Feigin and Cherry's Textbook of Pediatric Infectious Diseases, 7th, Cherry JD, Harrison GJ, Kaplan SL, et al. (Eds), Elsevier Saunders, Philadelphia 2014. p.283.

76- **Murphy CG, van de Pol AC, Harper MB e Bachur RG.** Preditores clínicos de pneumonia oculta na criança febril. Acad Emerg Med 2007; 14:243.

77-Rockville, **MD. Agência para a Investigação e Qualidade dos Cuidados de Saúde**. Management of Bronchiolitis in Infants and Children (Gestão da Bronquiolite em Bebés e Crianças). Evidence Report/Technology Assessment No. 69: Agency for

Healthcare Research and Quality; 2003. Publicação AHRQ n.º 03- E014.

78-Mullins **JA, Lamonte AC, Bresee JS e Anderson LJ**. Substantial variability in community respiratory syncytial virus season timing. Pediatr Infect Dis J. 2003;22:857-862.

79- **Greenough A, Cox S, Alexander J, et al**. Utilização de cuidados de saúde em bebés com doença pulmonar crónica, relacionada com a hospitalização por infeção por RSV. Arch Dis Child. 2001;85:463-468.

80- **Papadopoulos NG, Gourgiotis D, Javadyan A, et al**. Does respiratory syncytial virus subtype influences the severity of acute bronchiolitis in hospitalized infants? *Respir Med.* 2004 Sep. 98(9):879-82

81- **Heikkinen T, Valkonen H, Lehtonen L, Vainionpaa R, et al**. Internamento hospitalar de bebés de alto risco com infeção pelo vírus sincicial respiratório: implicações para a profilaxia com palivizumab. Arch Dis Child Fetal Neonatal Ed 2005;90(1):F64-8.

82- **Fattouh AM, Mansi YA, El-anany MG, El-kholy AA , et al**. Infeção aguda do trato respiratório inferior devida ao vírus sincicial respiratório num grupo de crianças egípcias com menos de 5 anos de idade. Jornal Italiano de Pediatria 2011 37:14.

83-Dornelles **CT, Piva JP e Marostica PJ**. Estado nutricional, aleitamento materno e evolução de lactentes com bronquiolite viral aguda. J Health Popul Nutr. Sep 2007;25(3):336-43.

84- **McNamara PS, Flanagan BF, Hart CA e Smyth RL**. Production of chemokines in the lungs of infants with severe respiratory syncytial virus bronchiolitis. J Infect Dis. 15 de abril de 2005;191(8):1225-32

85-Boyce **TG, Mellen BG, Mitchel EF, Jr., et al**. Taxas de hospitalização por infeção pelo vírus sincicial respiratório em crianças abrangidas pela Medicaid. J Pediatr 2000;137(6):865-70.

86- **Eriksson M, Bennet R, Rotzen-Ostlund M, von Sydow M, et al.** Population-based rates of severe respiratory syncytial virus infection in children with and without risk factors, and outcome in a tertiary care setting. Ata Paediatr 2002;91(5):593-8.

87-Bradley **JP, Bacharier LB, Bonfiglio J, Schechtman KB, et al**. Severity of respiratory syncytial virus bronchiolitis is affected by cigarette smoke exposure and atopy. Pediatrics. Jan2005;115(l):e7-14.

88-Elhassan **NO, Sorbero ME, Hall CB, Stevens TP, et al**. Cost-effectiveness analysis of palivizumab in premature infants without chronic lung disease. Arch Pediatr Adolesc Med. outubro de 2006;160(10):1070-6.

89-Bulkow **LR, Singleton RJ, Karron RA e Harrison LH.** Grupo de Estudo do RSV do Alasca. Risk factors for severe respiratory syncytial virus infection among AlaskaNative children. Pediatrics 2006;109(2 Pt 1):210-6.

90-Broughton **S, Roberts A, Fox G, Pollina E, et al**. Estudo prospetivo da utilização de cuidados de saúde e morbilidade respiratória devido a infeção por RSV em bebés nascidos prematuramente. Thorax 2005;60(12): 1039-44.

91-Zorc **JJ e Hall CB**. Bronquiolite: Evidências recentes sobre diagnóstico e tratamento. Pediatrics. 2010;125

92-Kneyber **MC, Brandenburg AH, de Groot R, Joosten KF, et al**. Factores de risco para apneia associada ao vírus sincicial respiratório. Eur J Pediatr.2006;157:331-5.

93-Davies **B e Vyas H**. Guideline for the management of acute bronchiolitis in children .Nottingham :University of Nottingham ;2013.

94-Deshpande **SA e Northern V**. The clinical and health economic burden of respiratory syncytial virus disease among children under 2 years of age in a defined geographical area. Arch Dis Child 2003;88(12):1065-9.

95-Fitzgerald **DA e Kilham HA**. Bronchiolitis: assessment and evidencebased management. Med J Aust 2008;180(8):399-404.

96-Fitzgerald **DA e Kilham HA.** Bronchiolitis. Assessment and evidence based management. Med J Aust 2004;180(8):399-404.

97-Flint **AC, Johnson DW, Wiebe N, Bulloch B, et al**. Variação de práticas entre departamentos de emergência pediátrica no tratamento de bronquiolite. Acad

Emerg Med 2004;ll(4):353-60.

98- **Greensill J, McNamara PS, Dove W, Flanagan B, et al.** metapneumovírus humano em bronquiolite grave por vírus sincicial respiratório. Emerg Infect Dis 2003;9: 372-5.

99- **Viswanathan M, King VJ, Bordley C, Honeycutt AA, et al**. Management of bronchiolitis in infants and children. Rockville (MD): Departamento de Saúde e Serviços Humanos dos EUA, Agência de Investigação e Qualidade dos Cuidados de Saúde; 2003. Relatório de Evidências/Avaliação Tecnológica Número 69. [citado em 22 de agosto de 2006].

100- **A. Bush e H. Thomson,** Acute bronchiolitis, BMJ | 17 de novembro de 2007 | volume 335.

101- **Jeremy N Friedman, Michael J Rieder e Jennifer M Walton.** Sociedade Pediátrica Canadiana, Comité de Cuidados Agudos, Comité de Terapêutica Medicamentosa e Substâncias Perigosas, Bronquiolite: Recommendations for diagnosis, monitoring and management of children one to 24 months of age, Paediatr Child Health Vol 19 No 9 November 2014.

102- **Lichtenstein D e Meziere G**. Os pontos BLUE: três pontos padronizados usados no protocolo BLUE para avaliação ultrassonográfica do pulmão na insuficiência respiratória aguda. Crit Ultrasound J. 2011;4:109-110. doi: 10.1007⁄s13089-011-0066-3.

103- **Lichtenstein D**. Ultrassonografia de corpo inteiro no doente crítico. 2010. Heidelberg, Berlim, Nova Iorque: Springer-Verlag;

104- **Lichtenstein DA, Meziere G, Lascols N, Biderman P, et al.** Diagnóstico por ultrassom de pneumotórax oculto. Crit Care Med. 2005, 33: 1231-1238. 10.1097⁄01.CCM.0000164542.86954.B4

105- **Puybasset L, Ouzel P, Gusman P, Grenier P, et al.** Grupo de estudo CT Scan ARDS: Regional distribution of gas and tissue in acute respiratory distress syndrome. I. Consequências na morfologia pulmonar. Intensive Care Med. 2000,26: 857-869. 10.1007⁄s001340051274.

106- **Lichtenstein D e Meziere G**: Um sinal de ultrassom pulmonar que permite a distinção à beira do leito entre edema pulmonar e DPOC: o artefato de cauda de cometa. Intensive CareMed. 1998,24: 1331-1334. 10.1007⁄s001340050771.

107- **Lichtenstein D, Goldstein I, Mourgeon E, Cluzel P, et al.** Comparative diagnostic performances of auscultation, chest radiography, and lung ultrasonography in acute respiratory distress syndrome. Anesthesiology. 2004, 100: 9-15. 10.1097⁄00000542-200401000-00006.

108- **Lichtenstein D, Meziere G, Biderman P, Gepner A, et al.** O artefacto de cauda de cometa. Um sinal ultrassonográfico de síndrome alveolar-intersticial. Am J Respir Crit CareMed. 1997, 156: 1640-1646

109- **Yang PC, Chang DB, Yu CJ, Lee YC, et al.** Biópsia de corte percutânea guiada por ultrassom para o diagnóstico de consolidações pulmonares de etiologia desconhecida. Thorax. 1992, 47: 457-460.

110- **Weinberg B, Diakoumakis EE, Kass EG, Seife B, et al.** O broncograma aéreo: demonstração ecográfica. Am J Roentgenol. 1986, 147: 593595.

111- **Lichtenstein D, Hulot JS, Rabiller A, Tostivint I, et al.** Viabilidade e segurança da toracocentese assistida por ultrassom em pacientes com ventilação mecânica. Intensive CareMed. 1999,25: 955-958. 10.1007⁄s001340050988.

112- **Roch A, Bojan M, Michelet P, Romain F, et al.** Utilidade da ultrassonografia na previsão de derrames pleurais > 500 mL em pacientes recebendo ventilação mecânica. Chest. 2005, 127: 224-232. 10.1378⁄chest.127.1.224.

113- **Balik M, Plasil P, Waldauf P, Pazout J, et al.** Estimativa por ultrassom do volume do líquido pleural em pacientes com ventilação mecânica. Intensive Care Med. 2006, 32: 318-321. 10.1007⁄s00134-005-0024 2.

114- **Vignon P, Chastagner C, Berkane V, Chardac E, et al**. Avaliação quantitativa do derrame pleural em pacientes críticos por meio da ultrassonografia. Crit Care Med. 2005, 33: 1757-1763. 10.1097⁄01.CCM.0000171532.02639.08.

115- **Remerand F, Dellamonica J, Mao Z e Rouby JJ**: Quantificação direta à cabeceira do derrame pleural na UCI: um novo método sonográfico [resumo]. Intensive Care Med. 2006, 32: S220-

116- **Lichtenstein D, Meziere G, Biderman P e Gepner A.** O "ponto pulmonar": um sinal de ultrassom específico para pneumotórax. Intensive Care Med. 2000;26:1434-1440. doi: 10.1007⁄s001340000627

117- **Lichtenstein D**: Protocolo BLUE. Em Whole Body Ultrasonography in the Critically Ill. Editado por. Heidelberg, Berlin, New York: Springer-Verlag; 2010:189-202.

118- **Volpicelli G, Elbarbary M, Blaivas M, Lichtenstein DA, et al.** Comité Internacional de Ligação para a Ultrassonografia Pulmonar (ILC-LUS) para a Conferência Internacional de Consenso sobre a Ultrassonografia Pulmonar (ICC-LUS). Recomendações internacionais baseadas em evidências para ultrassom pulmonar no local de atendimento. Medicina Intensiva 2012;38:577-591.

119- **L. Pappas, G. Filippatos** / Congestão Pulmonar na Insuficiência Cardíaca Aguda: Da Hemodinâmica à Lesão Pulmonar e Disfunção das Barreiras/ Rev Esp Cardiol. 2011; 64(9) :735-738.

120- **Ra-id Abdulla e Douglas M. Luxenberg** , Cardiac Interpretation of Pediatric Chest X-Ray, p 18 : 19 , Heart Diseases in Children, Ra-id Abdulla, © Springer Science+Business Media, LLC 2011.

121- **Laurence Monnier-Cholley**, Chest X-Ray in Acute Heart Failure, p 494: 497, Acute Heart Failure, Alexandre Mebazaa, © Springer-Verlag London Limited 2008.

122- **Goodman PC, WilsonAG, Armstrong P e Murray JF**. Infeção pulmonar em adultos. In:Grainger RG,AllisonD,CartyH(eds).Diagnostic radiology. A textbook of medical imaging. London: Churchill Livingstone, 2001: 377 417

123- **Hunt SA, Abraham WT, Chin MH, et al**, e a Fundação do Colégio Americano de Cardiologia; Associação Americana do Coração. 2009 Focused update incorporated into the ACC/AHA 2005 guidelines for the diagnosis and management of heart failure in adults: a report of the American College of Cardiology

Foundation/American Heart Association Task Force on practice guidelines developed in collaboration with the International Society for Heart and Lung Transplantation. *J Am Coll Cardiol*. 2009 Apr 14. 53(15):e1-e90.

124- **Tsang TS, Oh JK, Seward JB, et al**; Valor diagnóstico da ecocardiografia no tamponamento cardíaco. Herz. 2000 Dec;25(8):734-40

125- **Cheitlin MD, Armstrong WF, Aurigemma GP, et al**; ACC/AHA/ASE 2003 guideline update for the clinical application of echocardiography: summary article: a report of the American College of Cardiology/American Heart Association Task Force on Practice Guidelines (ACC/AHA/ASE Committee to Update the 1997 Guidelines for the Clinical Application of Echocardiography). Circulation. 2003 Sep2;108(9):1146-62.

126- **McAlister NH, McAlister NK e Buttoo K**; Compreender os relatórios de "eco" cardíaco. Guia prático para médicos de referência. Can Fam Physician. 2006 Jul;52:869-74.

127- **Vito Antonio Caiulo, Luna Gargani, et al.** Caraterísticas do ultrassom pulmonar da pneumonia adquirida na comunidade em crianças hospitalizadas, maio de 2012 na Wiley Online Library.

128- **Iorio et al.** Ultrassonografia pulmonar no diagnóstico de pneumonia em crianças: proposta de um novo algoritmo diagnóstico. PeerJ 3:e1374; DOI 10.7717/peerj.1374 (2015).

129- **Jayaprasad N**. Insuficiência cardíaca em crianças. Heart Views 2016;17:92-9.

130- **Masarone D, et al.,** Insuficiência cardíaca pediátrica: Um Guia Prático de Diagnóstico e Gestão, Pediatria e Neonatologia (2017).

131- **Qiang Qin e Kun-ling Shen** , Pneumonia adquirida na comunidade e suas complicações, Indian J Pediatr (agosto de 2015)

132- **F. Healy et al.** / Complicações pulmonares da doença cardíaca congénita Paediatric Respiratory Reviews 13 (2012) 10-15,

133- **Bitar et al.** As linhas B de tórax ultrassonográficas antecipam o nível elevado de peptídeo natriurético do tipo B, independentemente da fração de ejeção, Ann.

Intensive Care (2015).

134- **E. Platz et al.** , Deteção e valor prognóstico da congestão pulmonar por ultrassom pulmonar em pacientes ambulatoriais com insuficiência cardíaca, European Heart Journal, 2016.

135- **Kirkpatrick et al.**, Echocardiography in Heart Failure, Journal of the American College of Cardiology, 2007.

136- **C.C. Engelings et al.** / Causa de morte em adultos com cardiopatia congénita Uma análise do Registo Nacional Alemão de Cardiopatias Congénitas International Journal of Cardiology 211 (2016)

137- **Blehar D, Dickman E e Gaspari R**. Identificação de insuficiência cardíaca congestiva através da variação respiratória do diâmetro da veia cava inferior. Am J Emerg Med 2009;27:71-5

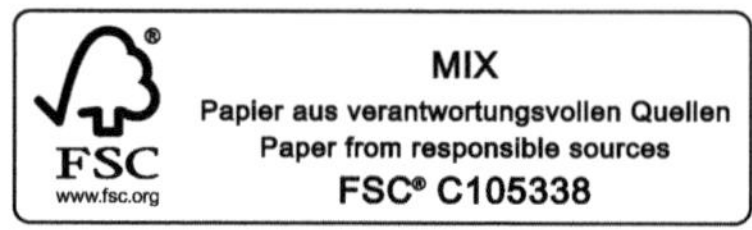

Printed by Books on Demand GmbH, Norderstedt / Germany